ツボ刺激&ストレッチで、
背はまだまだ伸びる!

福辻鋭記

三笠書房

はじめに

身長は、遺伝だけでは決まらない
〝体〟を変えれば、背はもっと伸びる

大人になっても「少しでも背を伸ばしたい」と思っている人は、70％以上いるという調査結果があります。

とくに現代は、〝容姿〟に対する関心が強い時代といえるでしょう。健康であるだけでなく、背を伸ばしてかっこよく、キレイになりたいという欲求は、今後ますます強くなってくると思います。

こうした要望にこたえたくて、私は今までさまざまな研究をしてきました。東洋医学、栄養学など、背が伸びるであろう、あらゆるものを研究してきたわけです。

その結果、「背が伸びやすい体」を作ることによって、成長期にはぐんぐんと、大人になってからでも、2～3センチであれば背を伸ばすことが可能だという確信を得るに至りました。

本書では、簡単なツボ刺激とストレッチによる体質改善と、生活習慣の見直しで、「伸びやすい体」を作り、副作用などを心配せずに背を伸ばすことができる方法を紹介します。これらを実践すれば、数ヵ月後には、確実に「体が変わった」と実感できるはずです。

背の高さに関して、遺伝的要因は25％しかないという研究結果があります。たとえば遺伝的に背が伸びやすい体質であったとしても、生活習慣が悪ければ伸びないこともあるし、逆であっても、生活習慣がきっちりしていれば、可能な限り伸ばすことができるということです。

たかが数センチと思われるかもしれません。しかし、身長にコンプレックスを持っている人、身長制限がある就職を考えている人にとっては、大きな違いです。

何歳であっても、ご両親の背が低くても、あきらめなければ必ず背は伸びます。まずは、寝る前の5分間を「背を伸ばす時間」に当ててみてください。

身長もまた、努力の賜物なのです。

福辻鋭記

もくじ

第2章

その数センチで人生が変わる！ ツボ刺激＆ストレッチで〝伸びる体〟を作る

1 〝伸びやすい体〟を確実に作る 東洋医学の身長アップ術

2 1日5分の「背を伸ばす時間」 実践！ ツボ刺激＆ストレッチ

3 わずか数カ月で、驚きの効果！ ツボ刺激&ストレッチ体験談

第3章

抜群のスタイルを作る「生活習慣」術

生活が変われば、体も変わる

1 必要な栄養素をしっかり摂る こんな食事が背を伸ばす！

2 おいしくて体にいい！ 毎日続けられる〝身長アップメニュー〟

3 成長を促す適度な運動で「やわらかい体」を作る

4 ぐっすり眠れば眠るほど背が伸びるというメカニズム

5 身長アップの大敵「冷え」から体を守る方法

本文イラスト／池田 馨

第1章

大人になっても背は伸びる!

「遺伝」だからと、あきらめてませんか?

背が伸びる人は〝骨が長い体質〟

「子どもの背が低いのが心配」「あと5センチは背を伸ばしたい」

そんな悩みをよく耳にします。

そもそも「背が伸びる」という現象は、どんなメカニズムで起こるものなのでしょうか。

背が伸びる、ということは、簡単にいうと「骨の長さが伸びる」ということです。

骨というと、すぐに「カルシウム」をイメージしがちですが、じつはそうではありません。骨の土台はコラーゲン、つまりタンパク質です。弾力性のある膠質《にかわしつ》になったタンパク質にカルシウムがくっつき、骨としての強度を増しているのです。

そして、その上には骨芽細胞があり、その周りを骨膜が覆っています。これが大まかな骨の構造です。

「骨の長さが伸びる」ということは、この骨の両端にある「骨端軟骨」（成長線とも呼ぶ）にある軟骨芽細胞が増殖して層を増していき、次第に縦方向に伸びていくこと

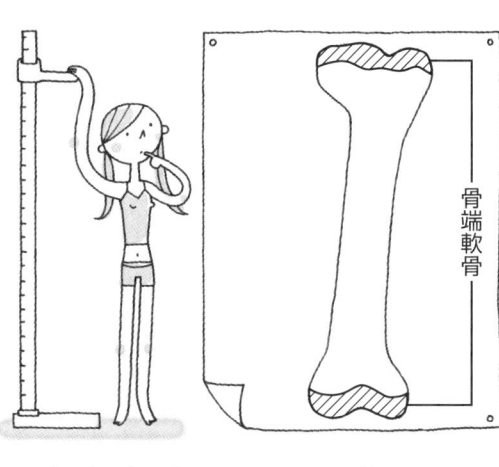

なのです。その積み重ねで、背が伸びるというわけです。

ですから背が高い人というのは、骨の一つ一つが長いことになります。たしかに、骨の数は背が高い人も小柄な人も同じです。

遺伝的要因は25%にすぎない！

「予測身長」というものがあります。これは両親の身長から子どもの身長を予測するものです。一般に子どもの最終身長は次のような計算によって予測できるとされています。

◆男子の場合：父親の身長と母親の身長の

合計に13を足し、2で割ったもの

◆女子の場合：父親の身長と母親の身長の合計から13を引き、2で割ったもの

この公式は、背の高さは遺伝的要因が大きいという発想からきています。背が高い人は骨が長い体質である、つまり遺伝的な要因が大きい、と思われるかもしれません。たしかに親の背が高いと、子どもも背が高くなる確率は高いというのは事実です。

でも、それは確率が高いというだけで、絶対ではありません。この公式に当てはまらない例を、私たちは身近にたくさん知っています。

たとえば、一卵性双生児でも背の高さが違うことがあります。一卵性双生児は同じ遺伝子をもっていますが、身長に差が出るということはほかにも背が伸びる要因があることを証明しているわけです。

元女子バレーボールの日本代表選手で、現在、テレビなどで活躍している益子直美さんの両親の背は決して高くないといいます。

「ドラゴン桜」や「トリック」などのテレビドラマで活躍する俳優の阿部寛さんは1

90センチ近くありますが、ご両親は背が高いほうではないそうです。

なんと、背の高さに関して、遺伝的要因は25％という研究結果もあります。

また、昔の日本人に比べ、現代の日本人は明らかに平均身長が伸びています。これも遺伝以外に、背を伸ばす要因があることを教えてくれています。

その要因としては、食生活、生活習慣などが考えられます。

背がぐんと伸びる〝3つの時期〟とは？

人間の背は、いつ伸び、そしてその成長はいつ止まるのでしょうか。そのあたりから、背が伸びるメカニズムを解き明かしていきましょう。

背の伸び方には一定のパターンがあります。

まずは乳幼児期から4歳にかけてですが、この時期は一生でもっとも背が伸びる時期です。

あくまで平均的な数値ではありますが、1年目で25センチ、2年目以降から10センチ、8センチ、7センチ、といった伸び率で背は高くなっていきます。

身長50センチで生まれた新生児が、4歳までには約1メートル、つまり2倍もの身長に達するということです。そして、この時期に背が伸びる要因としては「栄養」がもっとも大きいと考えられています。

次に、5歳から思春期到来までの時期です。思春期の到来する時期とは具体的に、男子で11歳くらい、女子で10歳くらいの頃を指します。4歳を過ぎると、背の伸びは1年間に5～6センチずつ、と一旦緩やかになります。

この頃に重要な要素となるのは、なんといっても「成長ホルモン」の存在です。脳下垂体から分泌されるこのホルモンの量が多いほど背は伸びます。4歳から11歳くらいまでのいわゆる学童期に、いかに成長ホルモンの分泌量を高めるか、という点が鍵になってくるわけです。

最後に、思春期以降についてですが、伸び悩んでいた背も、思春期に入ると再び急激な伸びを示します。ここでは「性ホルモン」が大きく関与してきます。

性ホルモンの分泌量が多いと、成長ホルモンの分泌量も増えます。両者の働きが軟骨芽細胞の増殖を活発にすることで、どんどん骨が伸びていくのです。実際、思春期には誰しも平均して背が伸びます。

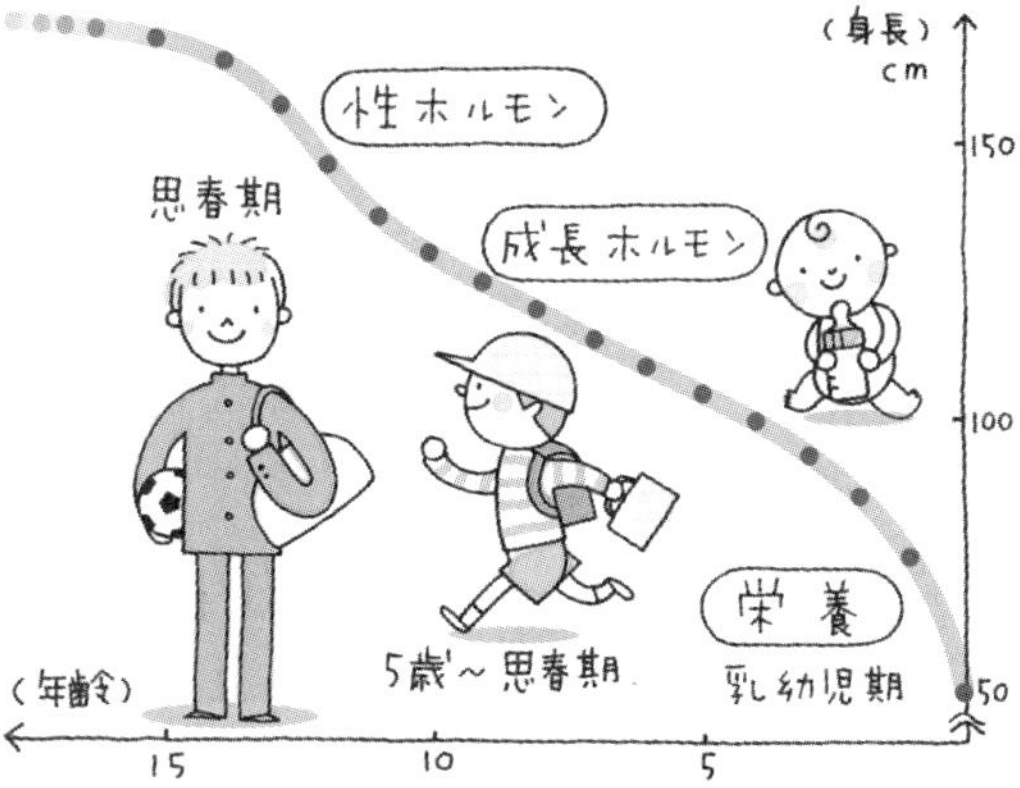

しかし、この性ホルモンは、背を伸ばすと同時に、軟骨を硬くして大人の骨へと成長させるものでもあります。

思春期が終わる頃には、背を伸ばす要因である骨端軟骨が骨化し、それとともに急激な背の伸びは終わりを迎えます。

思春期の伸びがラストスパート、といわれるゆえんです。じつは背を高くするためには、「思春期に入るまでにどれだけ伸ばしておけるか」が肝心になってきます。

実際に、6歳の時点で背が高い子どもほど17歳の時点でも背が高い、という傾向があります。最終的な身長の値は、思春期以前の身長の影響を受けているのです。

思春期の到来が早い子どもほど背が伸び

ないといわれるのは、伸ばす期間が短いからなのです。

この方法だけで、2～3センチのアップは可能

男子では17歳くらい、女子では15～16歳くらいで思春期が終わりを迎える頃、骨端軟骨細胞の増加が止まり、軟骨が完全に骨化し、骨の発育は終わります。

しかし、思春期終了後も骨端軟骨が残っていて伸び続ける人もいます。また、骨端軟骨が閉じてもなんらかの理由で伸びていく人もいます。このあたりのメカニズムは完全には解明されていません。

ですから、骨端軟骨が骨化してしまったからといって、あきらめる必要はありません。

思春期のような大きな伸びは期待できないかもしれませんが、栄養面や運動、生活習慣などにおいて根気強く努力を続ければ、2～3センチのアップは可能です。

第2章で紹介する東洋医学をとり入れたツボ刺激やストレッチを行うことで、背が伸びやすい体質に変え、それを保つことができます。

一番いけないことは、もう背が伸びないとあきらめてしまうことです。あきらめたときから、あなたの背は伸びることはありません。それどころか、背を低くしてしまうこともあります。

とくに、成人してからの骨格のゆがみ、背骨の骨と骨の間の「つまり」は、いつの間にか背を低くしてしまいます。「骨のつまり」を解消するだけでも、背を伸ばすことができるのです。

楽しみながら実践！　これが「背が伸びる」生活術

「背を伸ばす」といっても、どんなアプローチが本当に有効なのか、意外と知られていないのが現状です。

「カルシウムをたくさん摂ればいい」「運動をすればするほど背が伸びる」など、漠然としたイメージばかりが先行し、あまたある健康情報に惑わされている人も多いことでしょう。

そこで第2章からは、1センチでも多く伸ばすための実践的な方法を提案します。

それは私が長年、研究してきた東洋医学をとり入れたものです。

読者の中には成長期のお子さんもいれば、その親御さん、成人した男性、女性もいるでしょう。

ここで紹介する実践方法は、老若男女に通用するものです。成長期であれば、より高い効果が期待できますし、成長期を過ぎた人でも、ツボ刺激やストレッチによって骨の間のつまりを伸ばせば、背を伸ばすことが可能です。

第3章からは、「食事」「運動」「睡眠」「生活環境」といったカテゴリー別に、背を伸ばすための体作りを紹介します。

また、現代人が慢性的に陥っている「冷え」についてもふれました。なぜなら、冷え体質が、背を伸ばす妨げになっているからです。とくに子どもの冷え体質は、深刻な問題といえます。

背を伸ばす上で大切なのは、正しい知識を得て、それを確実に実行することです。

子どもの場合なら家族全員で、大人の場合は体調に合わせて、楽しみながら続けてみてください。

第2章

その数センチで人生が変わる！
ツボ刺激&ストレッチで〝伸びる体〟を作る

1 〝伸びやすい体〟を確実に作る東洋医学の身長アップ術

子どもの背の伸ばし方、大人の背の伸ばし方

背を伸ばすためには、どういうことをすればいいのでしょうか。
それには、大きく分けて二つの方法があります。

①骨をはじめとした組織の成長を促すこと
②骨の間のつまりを伸ばすこと、ゆがみをなおすこと

この二つです。
①は、やはり成長期と関係してきますので、子どものときや、第二次成長期前の食事や生活習慣が重要になってきます。
②については、成人してからでも、生活習慣やこれから紹介する東洋医学に裏打ち

された運動を行うことで、改善することができます。

とくにツボ刺激とストレッチは、体の成長を促進するツボを刺激しながら、体を伸ばして骨と骨のつまりを改善することができるので、成人した男女にも有効な方法です。というのは、背骨は7個の頸椎《けいつい》、12個の胸椎《きょうつい》、5個の腰椎《ようつい》、5個の仙骨《せんこつ》、4～5個の椎骨《ついこつ》からなる尾骨《びこつ》の計33～34個の骨からできています。

それぞれの骨の間には、椎間板《ついかんばん》という組織があり、それがクッションの役目を果たしています。その一つ一つの骨の間隔を数ミリずつ広げるだけで、2センチくらいは伸びてしまうからです。

成長期ならば、飛躍的に背が伸びる可能性がありますし、大人になってからでも数センチなら十分に伸ばせます。

伸びても1～2センチかと思われるかもしれませんが、その数センチの身長を獲得することで、将来が大きく変わってしまうということがあります。

余談ですが、絶対に背が伸びる方法があります。それは宇宙空間に行くことです。実際、宇宙空間では重力の影響を受けないために、骨と骨の間隔が広がるからです。

NASAの宇宙飛行士が7センチも背が伸びてしまい（といっても胴体だけ）、用意していた宇宙服が着られなくなってしまい、船外活動を中止したという例があるくらいです。

なぜ「ツボ刺激」で背が伸びるの？

では、前項の背を伸ばす二つの方法を実践するには、どのような方法があるのでしょうか。

私が紹介するのは、東洋医学の「ツボ」を刺激する方法です。

まずは、身長に関係したツボを毎日少しずつ刺激することで、内臓や筋肉、骨などの働きを活発にします。前項で紹介した、「骨をはじめとした組織の成長を促す」わけです。

具体的には、指でツボを押さえるツボ刺激、ツボマッサージです。

代表的なツボ療法としては鍼《はり》治療やお灸《きゅう》などがありますが、自分で行うということでいえば、マッサージが一番です。

毎日、自分の指でこまめにツボを押すだけでも十分に効果があります。

次に、筋肉を伸ばすストレッチを行います。

これは前項の「骨の間のつまりを伸ばす」ためです。

背を伸びやすくするには、筋肉や股関節のやわらかさが大きなポイントになります。たとえば子どもの場合、骨が伸びようとしているときに、筋肉トレーニングなどをして、筋肉によって骨の伸びを抑制すれば、身長の伸びを止めてしまいます。

成人であれば、ストレッチをすることで、骨のつまりを解消することができます。

さらに、ツボをマッサージしながら、同時にストレッチを行う方法があります。私はこれを「ツボストレッチ」と呼んでいます。

東洋医学には、西洋医学ほどの即効性はありません。しかし、その反面、副作用もほとんどありません。

あせらずに毎日行うことで、体へ穏やかに作用していきます。眠る前のひとときやテレビタイムを利用するなど、毎日の習慣にしてしまうことが大切です。

毎日押せば効果抜群！　これが背を伸ばす「ツボ」

ツボ刺激を行うためには、ツボとは何かをまず知ることが必要です。

東洋医学では、人間の体は「肝・心・脾《ひ》・肺・腎・心包」からなる六臓と、「胆・小腸・胃・大腸・膀胱《ぼうこう》・三焦」からなる六腑、つまり『六臓六腑』を中心に構成されると考えられています。

この六臓六腑とは、西洋医学的な臓器そのものを指すのではなく、体のあらゆる器官を12の臓腑に当てはめたものです。

六臓六腑で構成される人間の体の中には、「気・血・水」と呼ばれる三つのエネルギーが巡っています。

このエネルギーの流れの道筋を「経絡《けいらく》」といいます。

経絡は、血管系統だとか、神経系統だとか、リンパの流れだとかいわれていますが、西洋医学ではまだ解明されていません。

経絡は体内や体表に縦横無尽に張り巡らされ、各臓腑と深く結びついています。このうち、おもに体表の経絡上にある反射点がいわゆる「ツボ」です。ツボは経絡にそってあります。

これらを刺激することで、そのツボに関連する臓腑の乱れを整えたり、働きを促したりすることができるというわけです。

六臓と関係する器官は次のとおりです。

肝 → 筋（筋肉やじん帯）
心 → 血脈（血管や循環器系）
脾 → 肌肉（肉や脂肪）
肺 → 皮膚
腎 → 骨
心包→ 循環器や精神

身長アップにとくに関わりの深い器官である筋肉と骨に関係している臓腑は、肝（筋肉）と腎（骨）ということがわかります。

2 1日5分の「背を伸ばす時間」実践！　ツボ刺激&ストレッチ

正しいツボの探し方・押し方

ツボの位置をどうやって探せばいいのか、という質問をよく受けます。

たしかに専門家でない人が、正確にツボを探し出すのは大変かもしれません。それなりの経験と知識が必要です。人間の体はそれぞれ違うため、プロはその人の体の中から、その人のツボを探し出します。

でも心配はいりません。プロが正確にツボを押すのは、できるだけ負担を避けるためです。実際は、標準的なツボの位置から多少はずれるケースが多くあります。周辺を押せば、ツボを刺激することはできます。

ですから、家庭において自分で押す場合は、標準のツボ位置の周辺を押してもかまいません。

ツボ刺激のいいところは、違ったツボを押したからといって、弊害がないところです。西洋医学のように、間違ったクスリを飲むと、機能障害を起こすといった副作用の心配はありません。

では、実際に自分でツボを探す場合はどのようにしたらいいのでしょうか。

まず、おおよその場所の見当をつけます。

次に、皮膚の表面をよく見ます。体が不調のときは、ツボの場所がほかと違っているケースがあります。カサカサしている、色が赤くなっている、黒ずんでいる、痛みがある、ブヨブヨしている、固くなっているなどです。

ツボの押し方ですが、親指の腹の部分をツボに当て、静かに押さえていきます。軽い痛み、圧迫感、あるいは心地よいところで指を止め、5～7秒間くらい同じ力のまま押さえます。

そして、静かに指を離せばいいだけです。何回か押すときは、3～6秒間休み、再び押します。もちろん、親指以外の指でもかまいません。

ツボマッサージの場合は「ツボはどこ？」と神経質になるより、ツボの周辺を押すようにマッサージしていけばいいわけです。指圧というより、マッサージという感覚をもつようにしましょう。

寝る前5分間のツボ刺激で背を伸ばす

身長アップのためとはいえ、毎日、運動を続けるというのはなかなか難しいものです。強い意志とモチベーションが必要になります。

そこでツボ刺激、ストレッチのメニュー作りにはずいぶん工夫しました。具体的なメニューは次項から紹介しています。

メニューは、運動時間をそれぞれ5分間くらいでできるようにしました。もちろん長い時間やったほうが効果は大きいかもしれませんが、毎日続けてもらい、習慣にしてもらうことのほうが重要です。

次に、メニューはできるだけ多くしました。一見すると、「こんなにたくさんやるの？」と思うかもしれませんが、時間のあるときは全部、忙しいときは一つでかまいません。

一つの運動だけを毎日続けるというのは、けっこう飽きるものです。目先を変える意味でも、メニューは豊富にして、その中のいくつかの運動をやるというふうに工夫しました。

最後は早めに成果が出るものを選びました。続けるためのモチベーションを引き上げるものとして、実際に背が伸びることに勝るものはないからです。

東洋医学というのは即効性も少しはありますが、背を伸ばし、それを定着させるには、少なくとも2～3ヵ月程度はかかります。ただ、内臓系の改善を含んだツボ刺激や腰痛治療・予防のツボ刺激を入れてありますので、それなりに体の変化を実感できると思います。

これから紹介するツボ刺激、ストレッチ、ツボストレッチは、どう組み合わせても大丈夫です。

寝たままできるものを集めてもかまいません。ただし、ストレッチ↓ツボ刺激↓ツボストレッチ↓ストレッチという順番が基本です。ストレッチは体のメンテナンスという意味でも、とても有効な運動です。

就寝前の5分間をぜひ、「背を伸ばす時間」に当ててください。

「腎兪」のツボストレッチ——骨を伸ばし、関節をやわらかくする

「腎」の働きを高めてくれる「腎兪《じんゆ》」は、成長や老化、骨に関係したツボです。腎兪のツボを刺激することで腎臓の働きがよくなると、骨の成長が促進されるとともに、骨と骨の間隔が広がっていきます。

まず、力を指先に集中して腎兪を押します。ツボがわかりづらいときは、一度、指先を離して、別の場所にずらして押してみてください。

ツボがあるあたりを、円を描くように押せば、ツボに必ず当たります。

また、このツボ刺激とストレッチを組み合わせた「ツボストレッチ」による下半身の動きによって、腰骨の関節がやわらかくなり、ますます背が伸びやすい体になります。

ストレッチをやるときは、体が伸びた状態をイメージすることです。よく、手が天井に届くようなイメージをもて、などといいますが、寝ているときも近くの壁に届くようなイメージでストレッチを行ってください。

「腎兪」のツボストレッチ

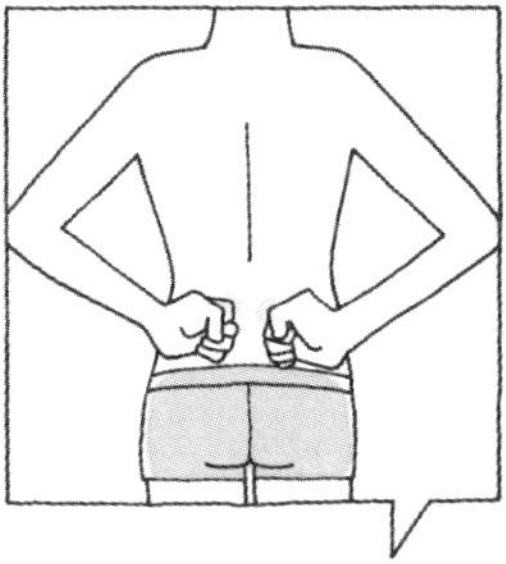

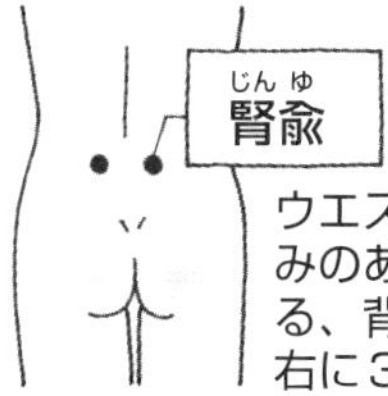

ウエストのくぼみのあたりにある、背骨から左右に3センチほどの部分

① 両手で握りこぶしをつくり、手の甲の凹凸を左右の腎兪に当てる。

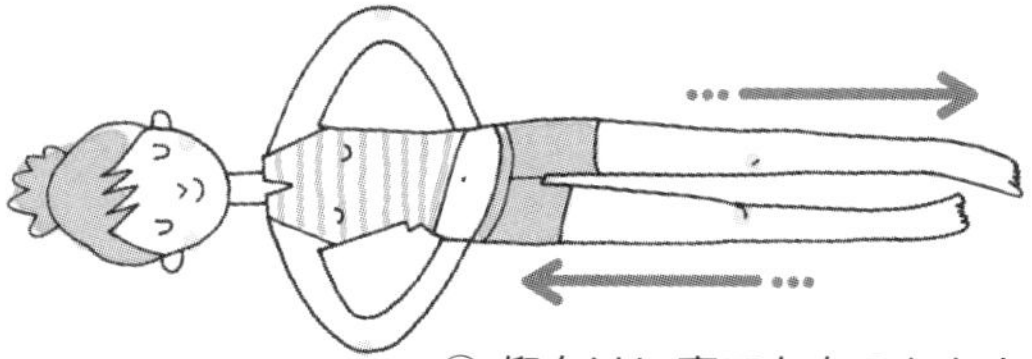

② 仰向けに寝て左右のかかとを交互に押し出すようにして、おしりを上下に動かす。

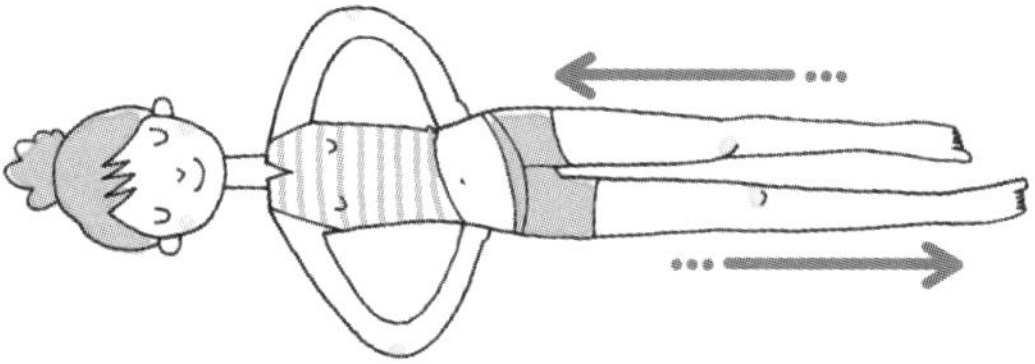

③ 左右を交互に10回ずつ行う。

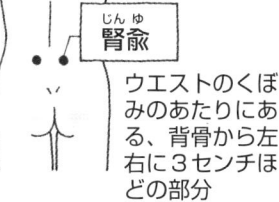

「帯脈」のツボストレッチ――成長ホルモンの分泌をアップ！

「帯脈《たいみゃく》」は、ホルモンに関係したツボで、身長アップには欠かせない成長ホルモンの分泌を整えてくれます。

さらにストレッチを加えることで、体の筋肉をやわらかくすることができます。筋肉が硬いままだと、どうしても体の成長が妨げられて、骨と骨の間隔も狭くなり、背が伸びにくくなってしまいます。

筋肉がやわらかくなることで、骨と骨の間隔が開きやすくなっていき、身長アップに効果があります。

筋肉をやわらかくするストレッチは、勉強や仕事で疲れたときのリフレッシュにもおすすめです。

横になってのストレッチができない会社や学校などでも、帯脈のツボを押しながら体を伸ばせば、同じような効果が得られます。気がついたときにツボ刺激とストレッチを心がけることが、身長アップのコツです。

「帯脈」のツボストレッチ

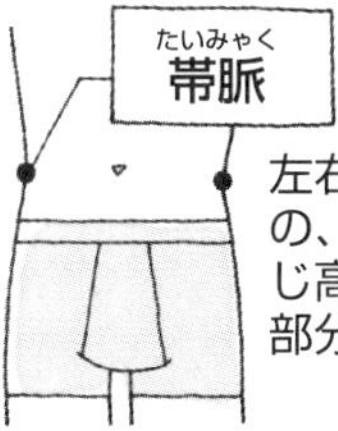

左右のわき腹の、へそと同じ高さにある部分

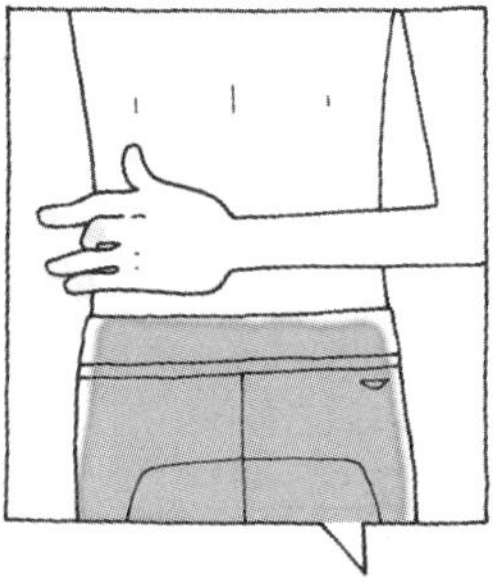

① 仰向けの状態で右側の帯脈を左手の中指で押す。

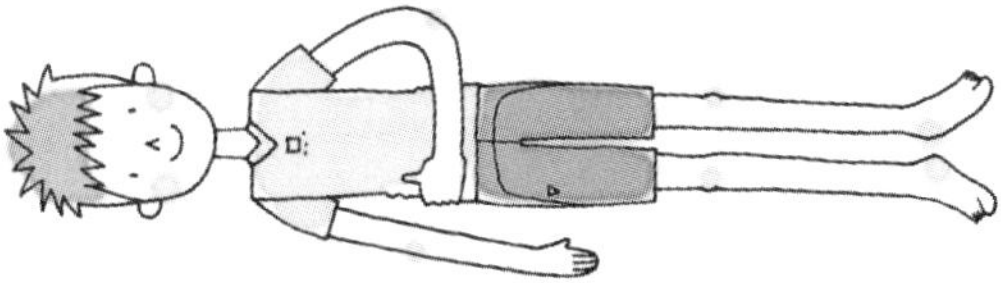

② 息をゆっくりと吐きながら、右腕は斜め上に、右足は左足の上に交差させ、左斜め下へ伸ばす。

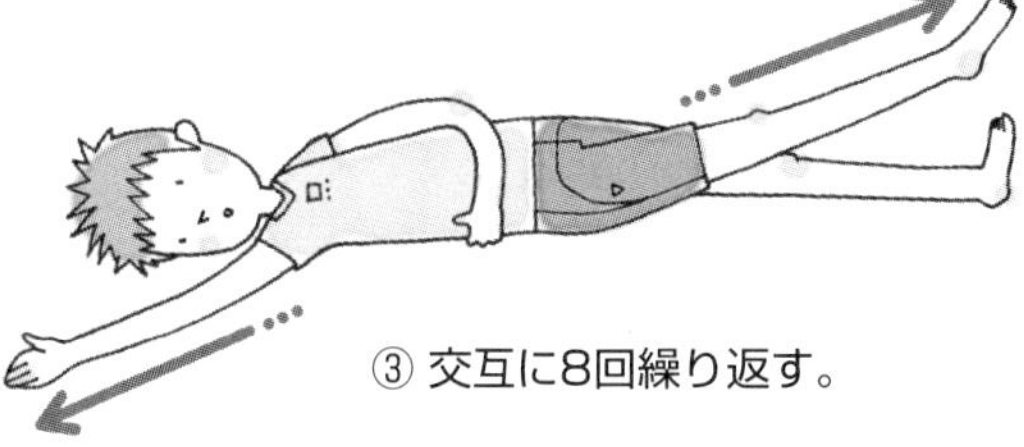

③ 交互に8回繰り返す。

「大脳」の反射区・「太白」のツボ刺激——骨の形成を促す足裏のツボ

「足は第二の心臓」といわれていますが、人間の足の裏には重要なツボがたくさん集まっています。それらのツボを刺激することで健康を増進したり、不調を改善させたりすることができます。

健康サンダルやテレビを見ながらの竹踏みなど、足裏の刺激を日常生活にとり入れている人は多いと思います。

足のツボ刺激は、身長アップにも効果的です。体の成長や骨の形成を促進させ、背が伸びやすい体にすることが可能です。

たとえば、骨の代謝に関係する甲状腺ホルモンの分泌を促す「太白《たいはく》」のツボ。背の伸びに不可欠な成長ホルモンを分泌する脳下垂体をつかさどる「大脳」を刺激する反射区（ツボに準ずるもの）。

足裏のツボは手でもむだけでなく、日常生活のちょっとした工夫で、無理なく刺激できる部分です。

「大脳」の反射区・「太白」のツボ刺激

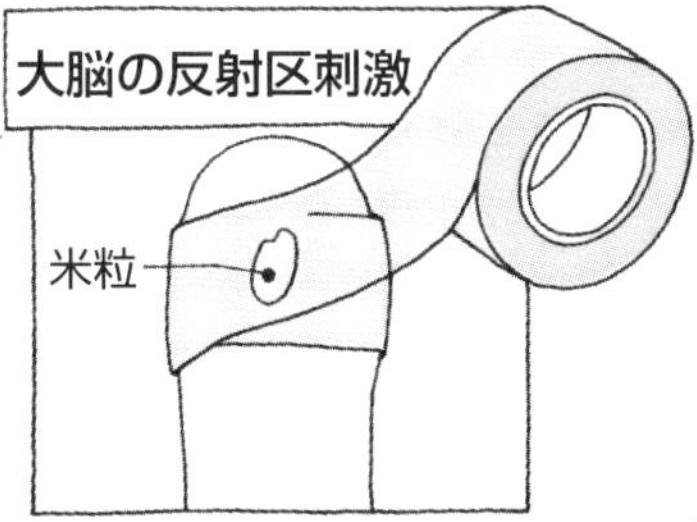

米粒をテープで貼る。テーピングしたままウォーキングするのもおすすめ。

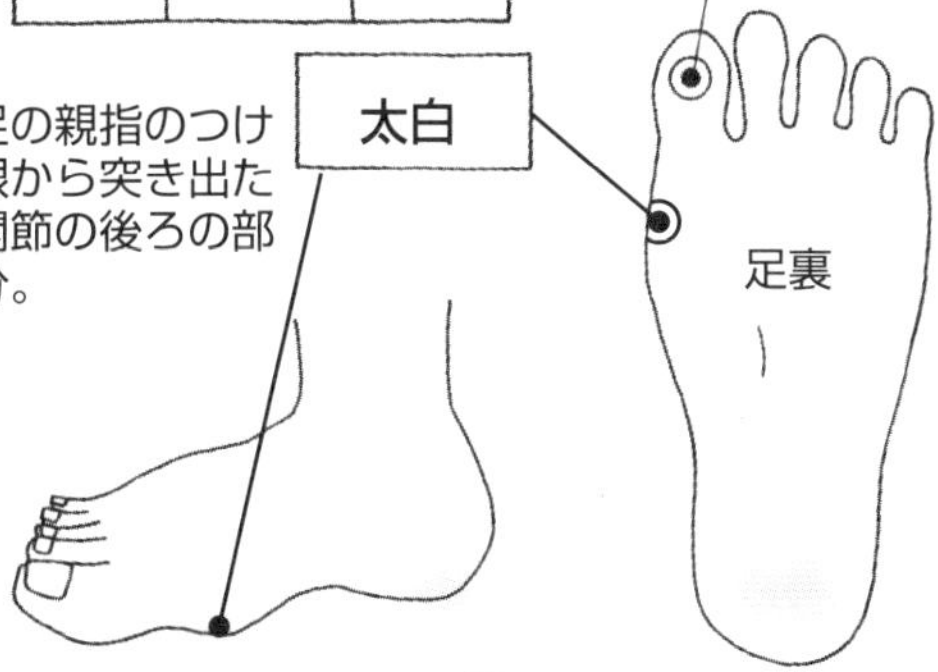

大脳の反射区：足の親指の腹の中心部分。

太白：足の親指のつけ根から突き出た関節の後ろの部分。

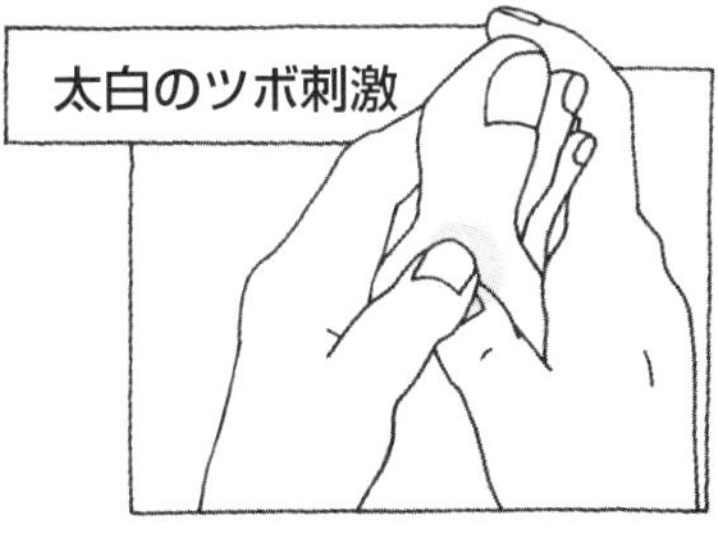

太白に片方の手の親指をのせ、その上にもう片方の手の親指をのせて押す。片足を各３分くらいずつ刺激する。

「脳点」のツボ刺激――軽く触るだけで身長アップに効果

耳には、成長ホルモンの分泌に効果があるツボ、「脳点」があります。これは、脳下垂体に関連するツボです。

耳のツボは、勉強や仕事の合間の気づいたときに、軽くもめば十分な刺激になります。

耳にはお腹周りのような、余分な脂肪がついていません。軽く触るだけで十分。痛みを感じる手前でやめるのがコツです。もむというより、親指と人差し指で耳をつかむという感じです。

また、耳ツボ刺激はダイエットに効く、と近年評判です。

これは耳には足裏同様、たくさんのツボが集中しているからで、食欲を減退させるツボがあることからダイエットに利用されているものです。

通勤途中の電車の中などで、耳を触ってみてください。ツボ刺激の効果を実感できるはずです。

「脳点」のツボ刺激

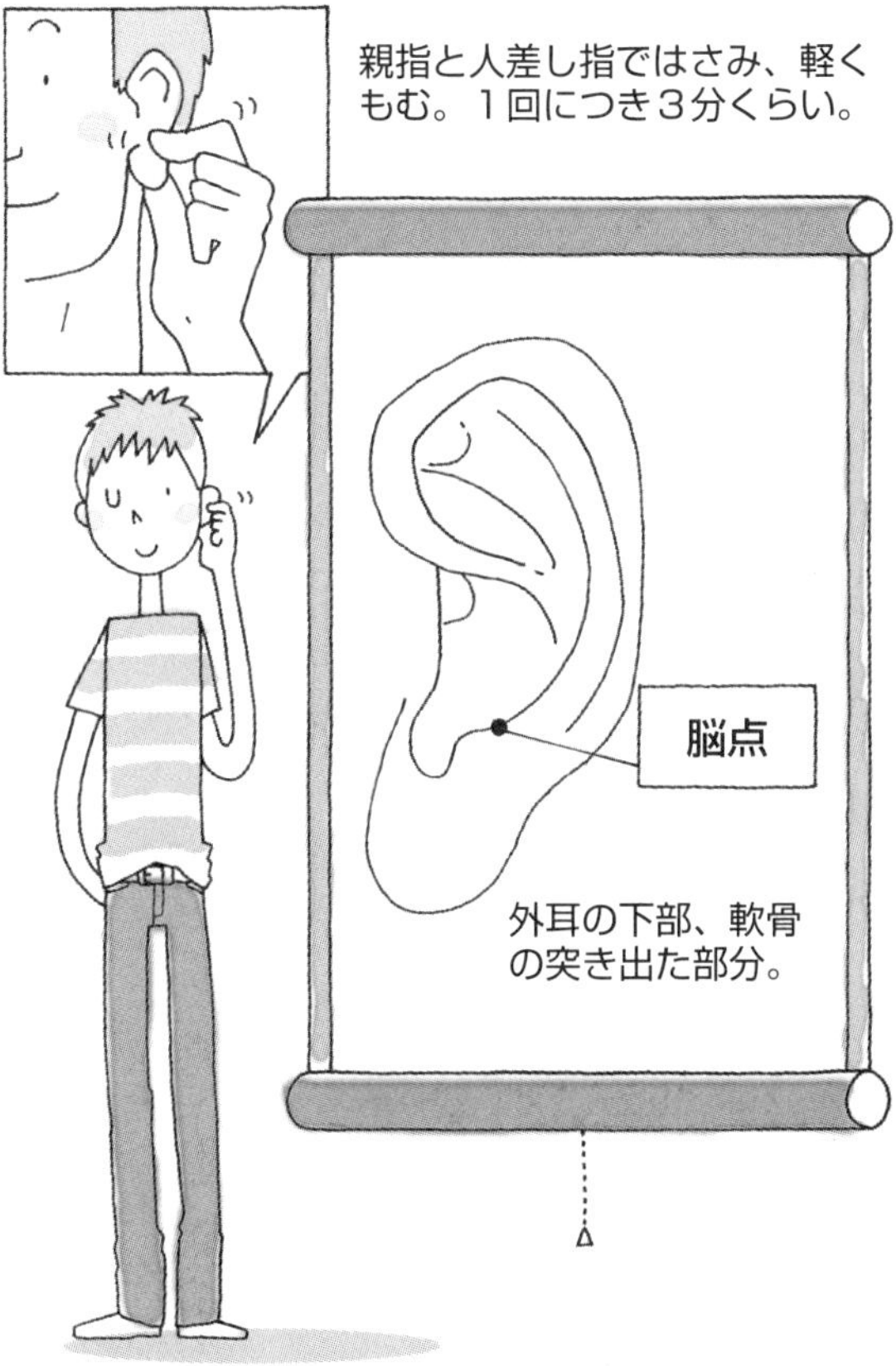

親指と人差し指ではさみ、軽くもむ。1回につき3分くらい。

「中カン」と「三里」のツボ刺激――胃腸に効くツボで食欲アップ！

身長アップにはたくさんの栄養が必要です。

タンパク質、アミノ酸、カルシウムやマグネシウムなどのミネラル、ビタミンCなどです。

せっかくツボ刺激やストレッチで、成長ホルモンが分泌しても、肝心の栄養素がないとムダになってしまいます。

少食で必要な栄養が十分補給できない、食べるとすぐに胃がもたれてしまう、といった症状に効果的なツボが「中カン」と「三里《さんり》」です。

この二つのツボは、胃にまつわる不調に効果があるとされています。胃腸が弱い人はぜひ習慣にしてください。

胃痛・胸やけ・食欲不振・胃腸障害などさまざまな症状を緩和してくれます。毎日根気よく刺激して、まずは食事をおいしく食べることから始めましょう。背を伸ばす体作りが大切です。

「中カン」「三里」のツボ刺激

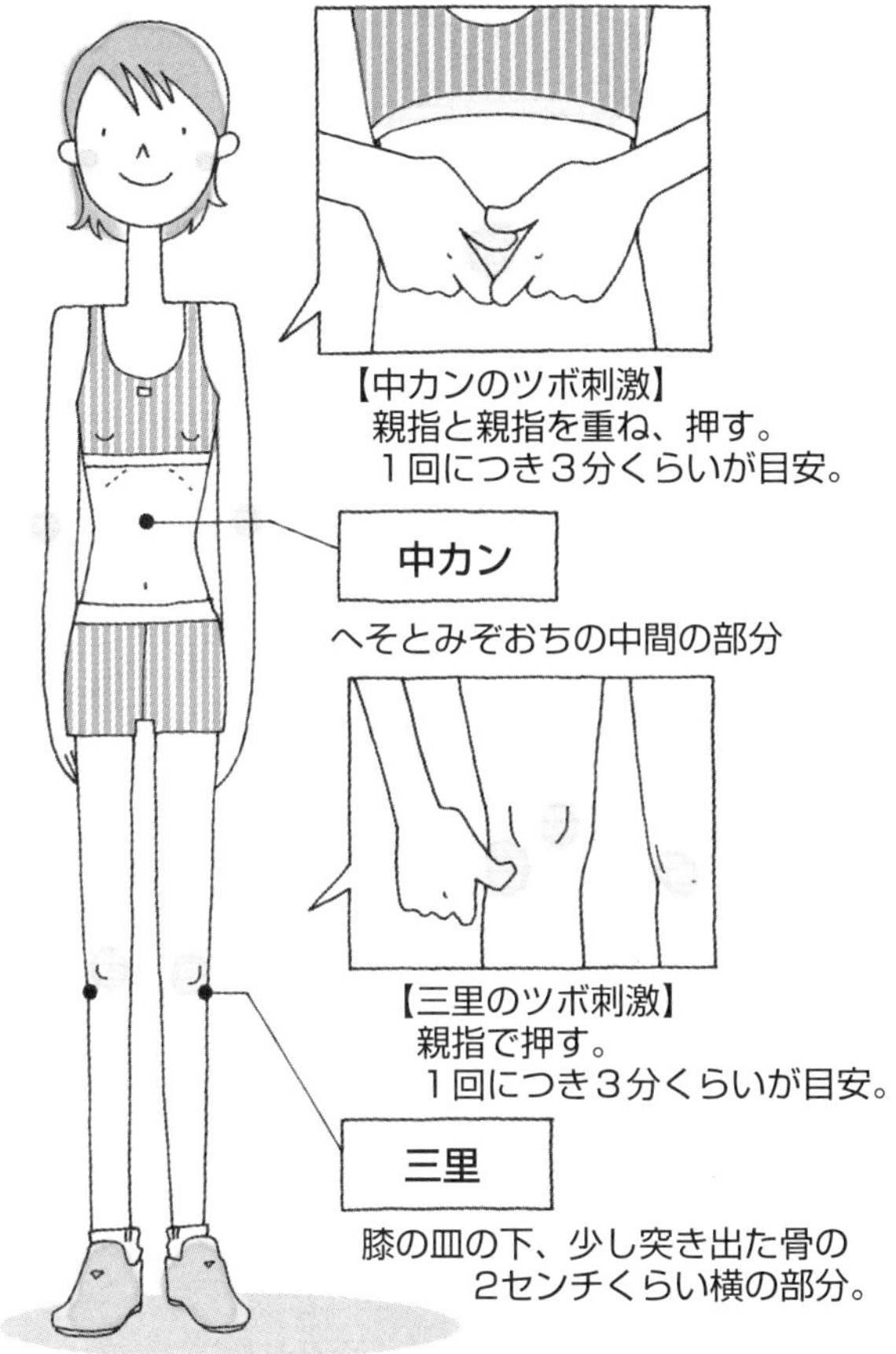
【中カンのツボ刺激】
親指と親指を重ね、押す。
１回につき３分くらいが目安。
中カン
へそとみぞおちの中間の部分
【三里のツボ刺激】
親指で押す。
１回につき３分くらいが目安。
三里
膝の皿の下、少し突き出た骨の
2センチくらい横の部分。

タオル・ストレッチ――背骨を伸ばして、骨の間のつまりをとる

骨のつまりはちょっとした姿勢の悪さから生まれます。

たとえば、足を組んでいる人は、背骨のゆがみがあるために、無意識に足を組んでバランスをとろうとしています。それがさらなるゆがみやつまりを生んでしまう悪循環となります。

普通に生活をしていても、日常の動作や姿勢の乱れから、知らず知らずのうちにゆがみが生じ、背骨の骨と骨の間隔はつまってしまうものです。

そうした日常生活の中で生じたゆがみや、つまってしまった背骨の隙間《すきま》を、毎日数分のストレッチで無理なく伸ばしてあげましょう。背を1センチでも伸ばしたい！と思う人にとっては、背骨のつまりをとって、広げてあげることが必要なのです。

逆にいえば、このゆがみやつまりを毎日調整するだけで本来の身長が保たれ、さらに伸びやすい体にすることも可能だということです。

ここではバスタオルを使って、寝ながらできる簡単なストレッチを紹介しましょう。

タオル・ストレッチ

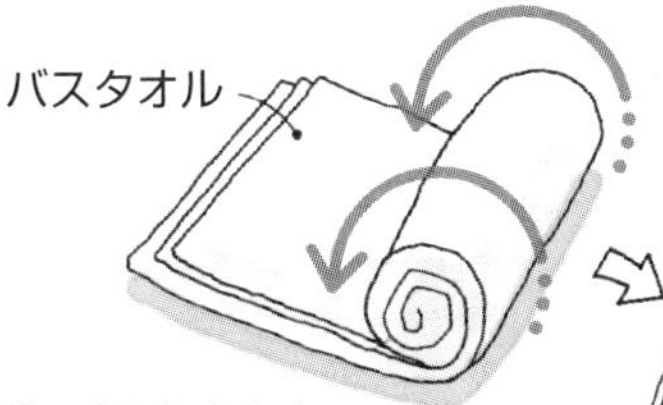

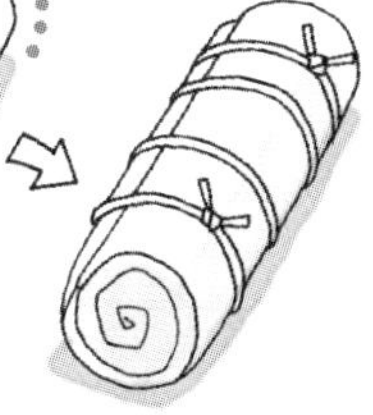

① バスタオルを
２～３枚重ねて
強く巻き、ひも
でしばる。

② 腰の下に入れ、２～３分待つ。

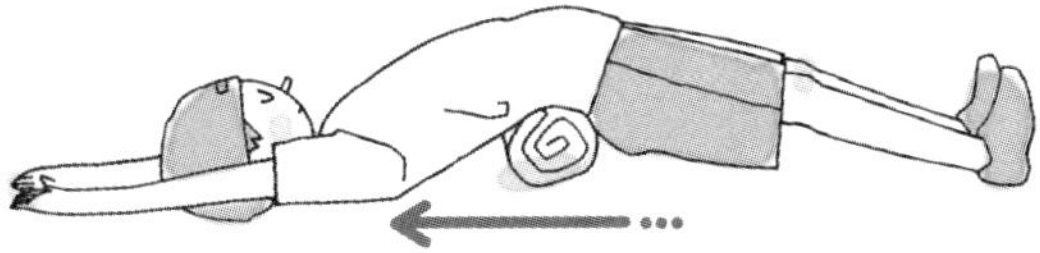

腰→背中の後方→背中の上方の順に、
少しずつ移動（１ヵ所につき３分くらいが目安）。

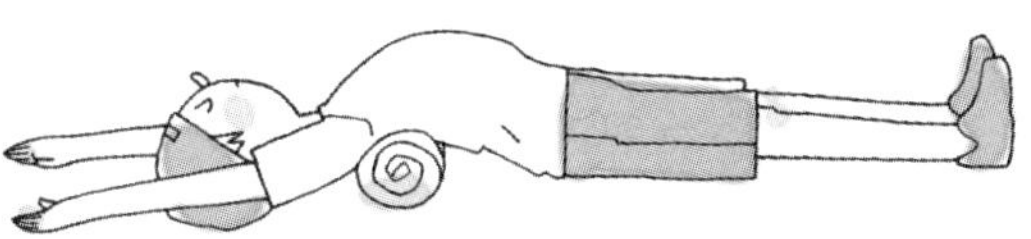

③ 腰から背中全体へ向かって背骨を緩めていく。

下半身のストレッチ——筋肉と関節を伸ばし、やわらかい体を作る

硬くなりがちな筋肉と骨の関節を、ストレッチで気持ちよくほぐしましょう。筋肉や骨の関節が硬くてこわばった状態だと、せっかく身長アップに対する努力を続けていても、背が伸びにくいままになってしまいます。

スポーツは筋肉や関節をやわらげるのに効果的ですが、毎日続けたり、短時間で行ったりするという点では無理があります。毎日続けることができ、短時間で行うことができるストレッチがおすすめです。ここではとくに、下半身を中心にしたストレッチを4つ紹介します。

下半身の筋肉をほぐすことで、疲れをとることができますし、足の筋肉にコリがあると、上半身を使ってバランスをとろうとします。それが結果的に体のゆがみにつながります。とくに股関節のストレッチは足を伸ばすのに有効です。

これらのストレッチを日課にしてやわらかい体を維持しながら、ウォーキングをプラスするのもよい方法です。まずは自分なりの運動習慣を身につけることです。

ふくらはぎとアキレス腱のストレッチ

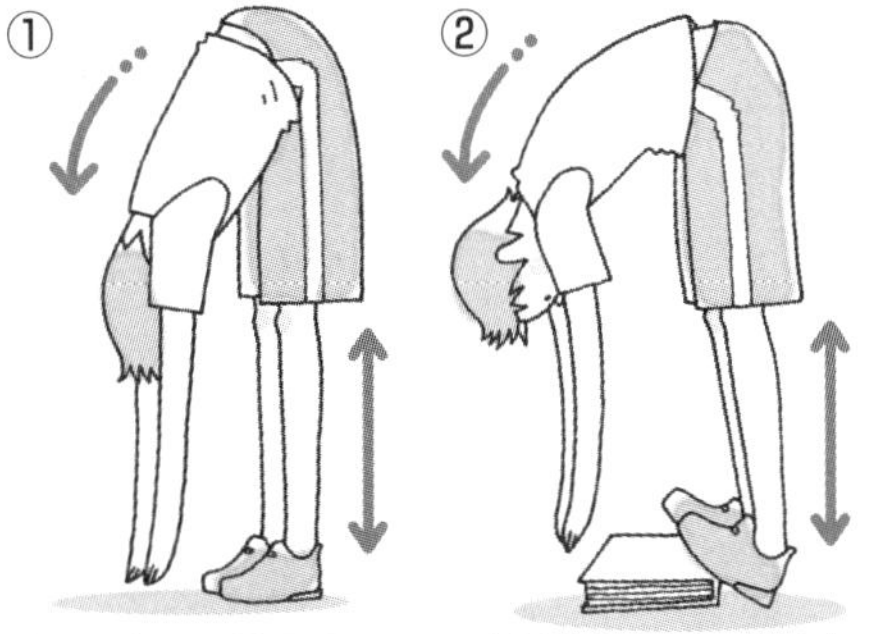

①足を揃えて立ち、前屈する。ふくらはぎと腿の後ろをまっすぐ伸ばす。②5センチくらいの厚みのあるものを足先の下に入れ、前屈する。①②とも、それぞれ8回ずつ行う。

【ふくらはぎとアキレス腱のストレッチ】

足のストレッチです。家の中で、テレビのCMタイムなどにやってみてください。

■方法

①足を揃えて立ち、ゆっくりと前屈しながら手を床につける。ふくらはぎと腿の後ろがまっすぐに伸びているのを意識しながら行うと効果的。

②次に、電話帳や本など5センチくらいの厚みのものを用意して足先の下に入れ、ゆっくりと前屈して手を床につける。アキレス腱からふくらはぎまで伸びていることを意識する。①、②を8回ずつ行う。

【腿の内側のストレッチ】

下半身、とくに腿のストレッチです。足を左右や前後に動かすことは日常生活ではほとんどありません。

そこで、腿の内側の筋肉を意識して動かすようにします。ここでは二つの方法を紹介します。

ストレッチの場合、筋肉を伸ばしている部位を意識して行うことも重要です。この場合、腿の内側の筋肉が伸びているかを意識しながら、ストレッチをするように心がけましょう。

■方法

①立ったまま、足を左右に大きく開いていく。内腿の筋肉がしっかり伸びているのを意識する。

②今度は足を体の前後に大きく開いていき、そのままの状態で交互に片足に重心をかけて内腿と股関節を十分に伸ばす。

腿の内側のストレッチ

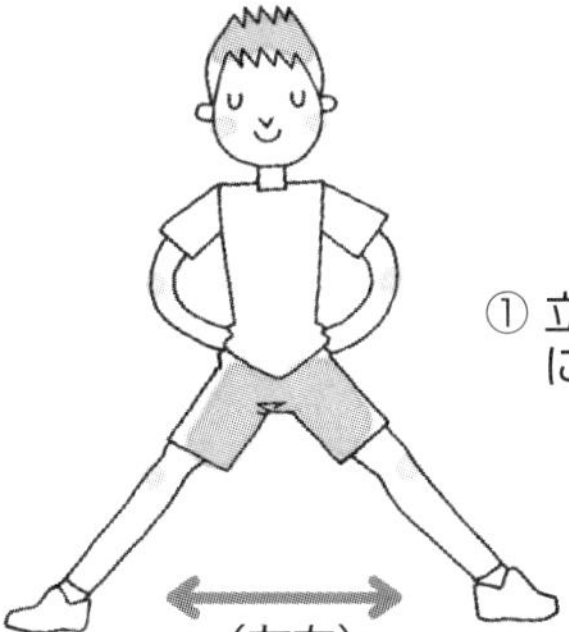

① 立ったまま、足を左右に大きく開いていく。

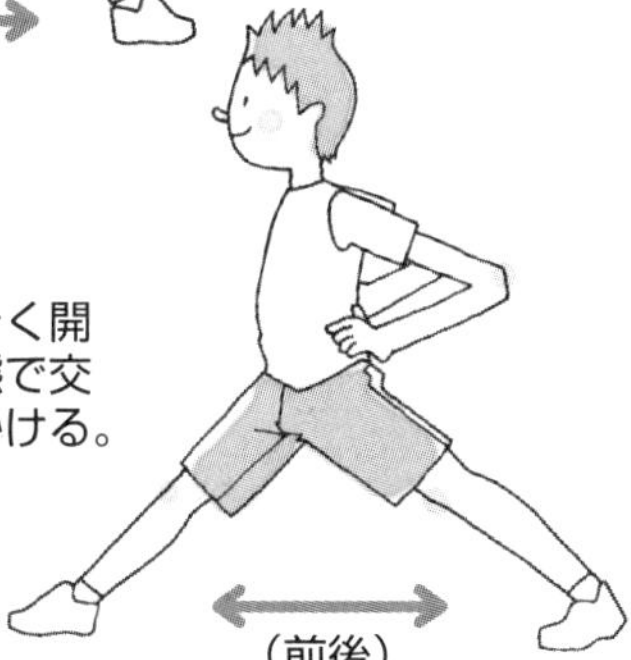

② 足を体の前後に大きく開き、そのままの状態で交互に片足に重心をかける。

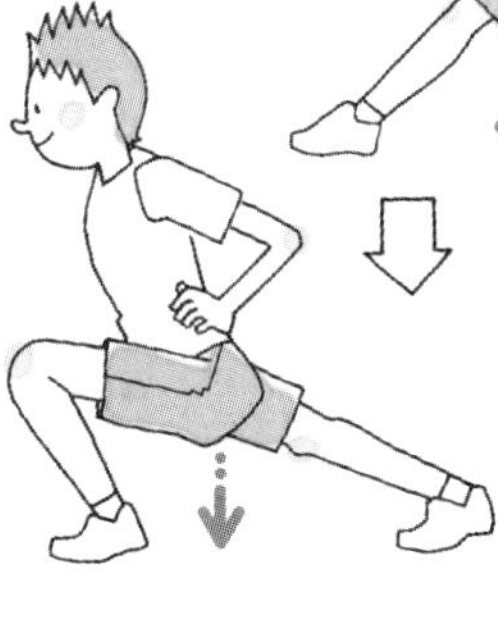

【全身と下半身のストレッチ】

ストレッチは緊張と弛緩《しかん》の繰り返しで、筋肉に刺激を与えます。

ここでは伸ばしっぱなしではなく、脱力させます。緊張と脱力の繰り返しが重要です。

頭の中で数を数えながら、ストレッチを行うことで、緊張と弛緩を交互に繰り返しましょう。緊張と弛緩は同じ秒数にします。1回目より2回目を、よりしっかり伸ばすよう心がけましょう。

■方法

①仰向けに寝て上下に思い切り体を伸ばし、10数えたら一気に脱力する。これを3～5回繰り返す。

②仰向けのまま、今度は片足の膝を曲げて両手で抱え込む。その足を思い切り伸ばそうとしながら、両手でそれを胸に引きつける、という反発運動を行う。10数えたら一気に脱力、の要領で左右8回繰り返す。

全身と下半身のストレッチ

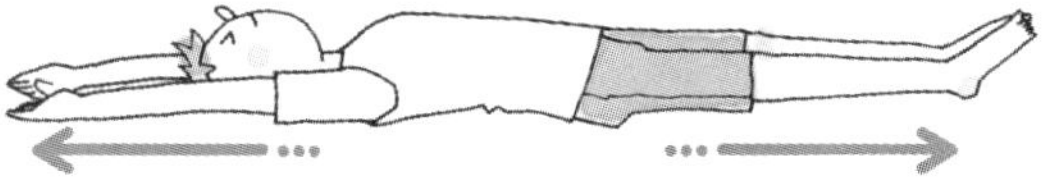

① 仰向けに寝て上下に思い切り体を伸ばし、10数えたら一気に脱力。3～5回繰り返す。

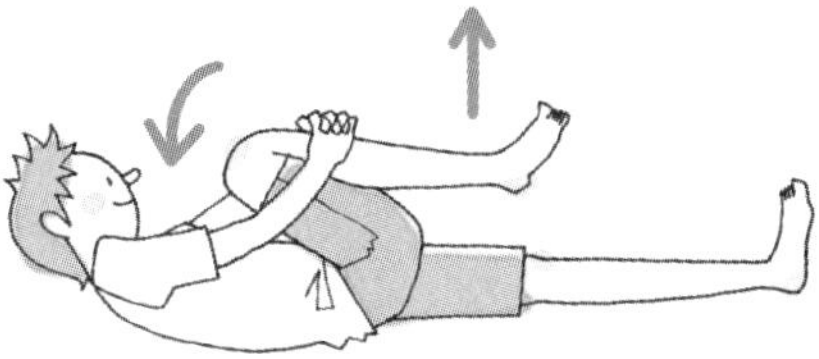

② 足を思い切り伸ばそうとしながら、両手で胸に引きつける反発運動を行う。10数えたら一気に脱力、左右8回ずつ繰り返す。

【骨盤のストレッチ】

骨盤が硬いと、体の動きが鈍くなってしまいます。

子どもの頃は筋肉も関節もやわらかいので、前後左右に腰を動かすことができますが（逆に動きすぎてしまうので関節を痛めることもあります）、成人になると、筋肉と関節の両方が硬くなってしまいます。入浴後など、体が温まった後に行うのが効果的です。

ラジオ体操にチャレンジしてみてください。「あんな簡単な体操？」と思うかもしれませんが、自分の体の硬さを自覚できるはずです。

1日、1回は骨盤を動かすようにしましょう。

■方法

①仰向けに寝て膝を立てる。

②膝を揃えたまま片側へゆっくりと倒す。このとき、両肩は床につけたまま浮き上がらないように注意し、左右8回ずつ繰り返す。

骨盤のストレッチ

① 仰向けに寝て膝を立てる。

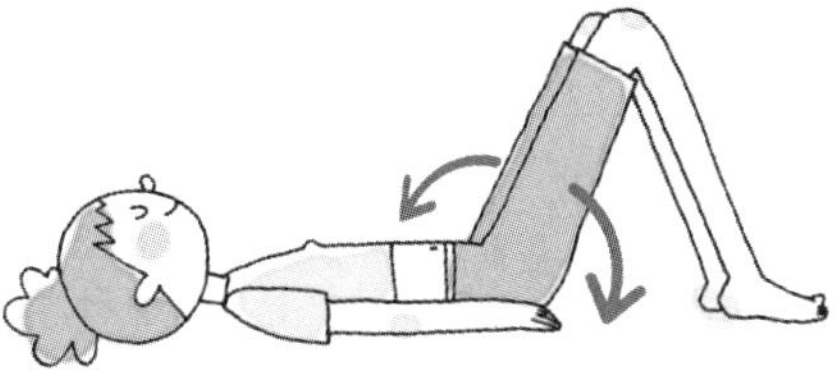

② 膝を揃えたまま片側へゆっくりと倒す。
左右8回ずつ繰り返す。

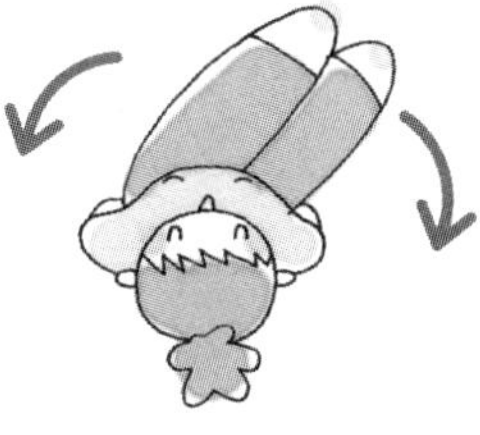

【股関節のストレッチ】

股関節のストレッチは、腰痛がある人にはぜひ毎日やってほしいストレッチです。もちろん背を伸ばすためにも欠かせないストレッチです。股関節のストレッチは骨盤のストレッチとセットで行ってください。骨盤と股関節のゆがみがとれると、背骨がまっすぐになり、背が伸びます。背骨が左右に曲がっている人にも効果的です。

■方法

①仰向けに寝て、膝を曲げて足裏を合わせたまま膝を外側に倒していき、その姿勢を30秒間キープする。

②今度はうつ伏せに寝て、膝を曲げて足裏を合わせて30秒間キープ。できないときには片足ずつでもかまわない。

③最後にまた仰向けに寝て、片方の足をつかんで曲げる。そのまま曲げたほうの足と同じ手で膝を前方に押しながら、足首はもう片方の手で手前に引っ張る。これを左右の足で交互に8回くらいずつ行う。

股関節のストレッチ

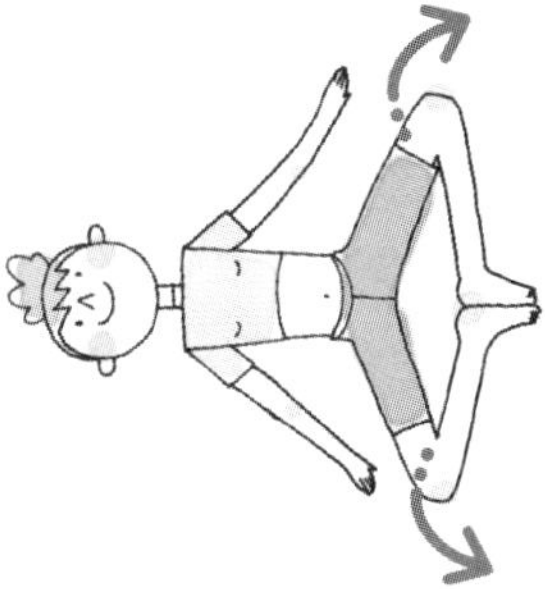

① 仰向けに寝て、膝を曲げて足裏を合わせたまま外側に倒していき、30秒間キープ。

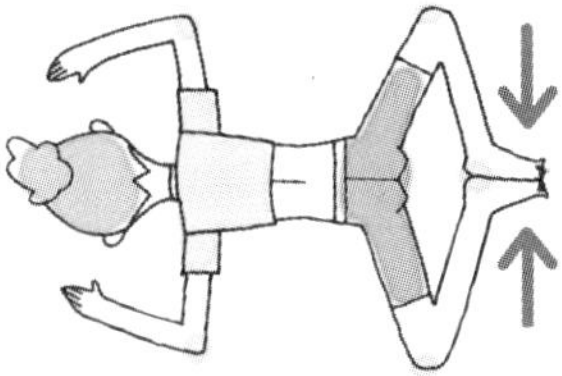

② うつ伏せに寝て、足裏を合わせて30秒間キープ。できないときには片足ずつでもかまわない。

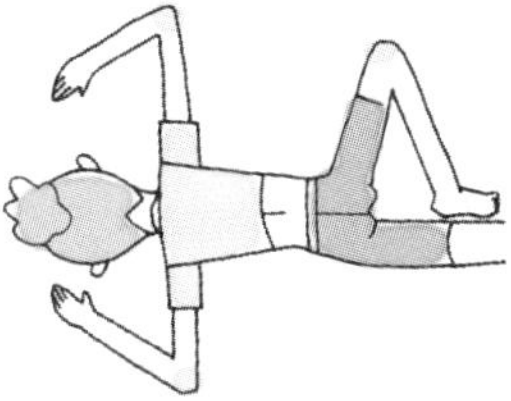

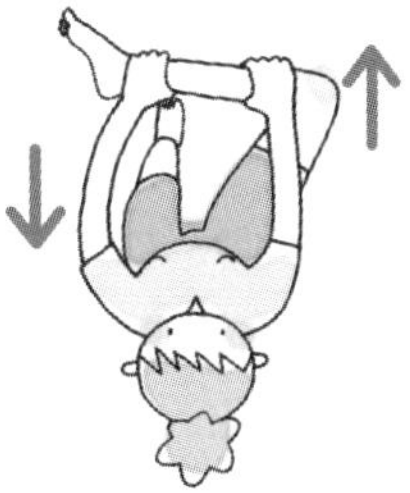

③ 仰向けに寝て、片方の足をつかんで曲げる。曲げたほうの足と同じ手で膝を前方に押しながら、足首はもう片方の手で手前に引っ張る。左右の足で交互に8回くらいずつ行う。

性別や体のタイプ別、おすすめストレッチメニュー

背を伸ばしたい、と私の治療院を訪れる人たちには、その人に合ったさまざまな施術を行っています。

それらの内容を簡単に説明すると、鍼や指圧といった方法によって筋肉や骨格を緩和させ、日常生活で生じた体のつまりを解消し、可能な限り関節を緩める、というものです。

そういった施術と並行し、これまで本書で紹介してきたような、各種のストレッチなどを毎日コツコツと自宅で続けることで、圧迫されていた各関節が伸び、その結果として背が伸びるというわけです。

なかには、ストレッチをしないと、筋肉が硬くなってしまい、背が伸び悩むという人がいるくらいです。

ここで、性別や体のタイプ別におすすめのツボ刺激とストレッチをご紹介しておきましょう。

●男性……腎兪のツボストレッチ（34ページ）・股関節のストレッチ（54ページ）・腿の内側のストレッチ（48ページ）
●女性……腎兪のツボストレッチ（34ページ）
●子ども……脳点のツボ刺激（40ページ）・全身と下半身のストレッチ（50ページ）
●体の硬い人……股関節のストレッチ（54ページ）
●体のやわらかい人……腿の内側のストレッチ（48ページ）・ふくらはぎとアキレス腱のストレッチ（46ページ）

男性は骨の構造上、女性よりも股関節の動きが悪くなりやすいので、股関節のストレッチを加えてあります。腿のストレッチと組み合わせて、股関節の動きをスムーズにしましょう。

男性にも女性にも効果的なものとして「腎兪のストレッチ」がありますが、これは「腎」に関係しているツボです。

「腎」は骨と深い関わりがありますから、刺激を与えることで骨の成長に役立ちます。また、背を伸ばすためには男性ホルモンも必要になりますので、女性も「腎」を刺激することで、そうしたホルモンの分泌を増やすことができるというわけです。

子どもの場合は、関節がやわらかいので、軽めのストレッチにします。「ツボ刺激」→「各種ストレッチ」の順で行うことも、ストレッチを効果的にするためのポイントです。

この理由は、あらかじめツボ刺激を行っておくことによって「気・血（血液やリンパ液）」の流れがよくなるからです。

私の治療院で行う施術には即効性があり、たとえ1回の施術でも、行うとその場で背が少し伸びるのですが（ごくたまに、少し日にちが経ってから伸びることもあります）、そのままにしておくとまた元に戻ってしまいます。

伸びた身長をそのまま定着させるためには、ストレッチを毎日繰り返し行うことが肝心です。施術とストレッチを集中的に行う期間として、約1ヵ月は見ておいたほうがよいでしょう。

ストレッチを行うタイミングは、入浴後や、運動をした後など、体が温まったときにするのが一番効果的です。

3 わずか数ヵ月で、驚きの効果！ツボ刺激＆ストレッチ体験談

体験談①

寝る前のストレッチ習慣で思春期が終わった僕でも背が伸びた

H・Tさん（18歳　男性）

小さな頃からスポーツが大好きだった僕は、小学校からサッカーを始めました。中学、高校とサッカーを続け、厳しい練習に励んでいたのですが、唯一の悩みは身長がいつの間にか160センチでストップしてしまったことです。

長年鍛えてきただけあって、筋肉はしっかりとついているのですが、身長が160センチでは男性としてかなり小柄な部類に入ってしまいます。

とくに、今は女性でも背の高い人が多いので、余計に背の低さがコンプ

レックスになっていました。

もう成長期と呼ばれる時期は過ぎてしまったけれど、なんとか、あと数センチでも伸ばせないものか……。そんなとき、悩んでいた僕を心配した両親が福辻先生の治療院の話を人から聞いてきてくれたのです。最後のチャンスかもしれないと思った僕は、ダメもとで相談に行ってみました。

それからは先生の指導で、週に1回くらいの割合で約2ヵ月間施術を受けながら、自宅では毎晩寝る前にいくつかのストレッチを行うことになりました。

僕の場合、タオル・ストレッチ（44ページ）を中心に、下半身、とくに股関節のストレッチを重点的に行いました。

これで背が本当に伸びるのなら、と通院とストレッチを必死で続けた結果、2ヵ月後にはなんと2センチ伸びていたのです。

これまでカルシウムを摂ったり、あらゆる方法を試したりしてもまったく効果がなかったのに、と正直驚いてしまいました。そして、継続的に行えばこれからでももっと伸びる可能性があるかもしれない、という大きな自信にもなったのです。

現在ではさらなる身長アップを目指して、先生に教わったストレッチを毎日欠かさず行うようにしています。

H・Tさんへのアドバイス

一般的に、女性は高校に上がる頃、そして男性は高校を卒業する頃には成長が止まってしまいます。H・Tさんも半ばあきらめていたのですが、チャレンジの結果、短期間で2センチもアップしました。

男性は女性と違って骨や筋肉が硬いので、施術のアプローチも少し変える必要があります。彼の場合は、とくに長年サッカーを続けていたせいで、足や腰に筋肉がしっかりとつき、それらを柔軟にする必要がありました。

そこで、最初に鍼や灸、そして指圧を行って硬い筋肉を緩め、その後は整体でスポーツによってできた体のねじれをとったり、関節を伸ばしたり、というプロセスを行いました。

体験談②

3ヵ月で2センチも背が伸びて、プロポーションまでよくなった

A・Tさん(23歳　女性)

女性で身長163センチ、というと、比較的恵まれた体格だと思われるようですが、私自身はこの数字がずっと不満でした。

私は高校時代からモデルを続けているのですが、この世界では170センチくらいあって当たり前。今のままでは仕事も限られてしまうし、今後仕事のフィールドを広げていくためにも身長はほんのわずかでも伸ばしたい。そう考えて、福辻先生の治療院を訪れることにしたのです。

相談の結果、施術に加えて家でもストレッチを行うと大変効果的であると先生からのアドバイスをいただきました。そこで約3ヵ月の間、施術に通いながら、家では先生にすすめられたストレッチメニューをやることにしました。

意気込みはあったのですが、仕事が忙しくて帰宅が遅くなった日や疲れ

ているときなどは、ついついさぼってしまうこともありました。

しかし、そこで、さらに先生に相談して、時間のないときに優先的にやるべきストレッチを1~2種類教えていただきました。それが、腎兪のツボストレッチ（34ページ）と帯脈のツボストレッチ（36ページ）です。

この二つのストレッチは、寝ながらできるので私のような怠け者にはぴったりでした。ベッドに入って、3分間、それこそ毎晩欠かさずにやりました。

土日は、ほかのストレッチも加えましたが、とにかくやり続けたのは、この二つです。

そうして施術とストレッチを続けていたところ、なんと2センチも身長がアップしました。

こんなに伸びるとは思わなかったので大喜びしていたところ、ほかにもうれしい変化を発見したのです。それは、プロポーションがよくなったこと。ウエストが以前よりもくびれ、ヒップももち上がって形がきれいになったのです。今では自分のスタイルに自信がもてるようになりました。

A・Tさんへのアドバイス

毎日のストレッチは、セットで行ったほうがたしかに効果的です。でも、忙しくて不規則な生活を送るA・Tさんのような場合には、すべてのストレッチを毎日行うことはなかなか難しいでしょう。

そこで、時間がなかったり疲れていたりするとき、A・Tさんには腎兪のツボストレッチ、帯脈のツボストレッチだけでも行うようにしてもらい、もう少し余裕のあるときには股関節のストレッチ（54ページ）、さらに時間があれば骨盤のストレッチ（52ページ）をプラスするようにアドバイスしました。ストレッチは何よりも、正しいやり方で、毎日続けることが大切です。ストレスになってやめてしまうよりは、1～2種類でも継続してできるよう工夫することが大切です。

寝る前、〝横になって行うストレッチを必ずやる〟というふうに決めてしまうのはどうでしょうか。

体験談③

腰痛治療で、身長までアップ！おしゃれも楽しみになりました

M・Kさん（35歳　男性）

就職してからずっと、デスクワークの多い仕事や運動不足などが続いていたせいか、数年前から腰痛に悩まされるようになりました。だんだん痛みがひどくなってきたので、福辻先生の治療院で腰痛治療を開始しました。背を伸ばしたいというより、まず腰痛の治療が目的でした。

その時点で私の身長は１６７センチ。年齢が年齢だが、できればもう少し伸びたらうれしい、と先生にお話ししたところ、腰痛の治療と並行して背を伸ばす効果のある整体を行うことになりました。

自宅でも各種のストレッチを行うことをすすめられたので、決められたストレッチを1セットにして毎晩寝る前に実行しました。タオル・ストレッチ（44ページ）、腿の内側のストレッチ（48ページ）、全身と下半身のストレッチ（50ページ）をやった後、仕上げは腎兪のツボストレッチ（34ペ

ージ）を行いました。

2ヵ月後には、つらい腰の痛みも消え、先生からは、「筋肉がやわらかくなったし、関節もよく動くようになりました。腰の痛みもなくなったので、腹筋を鍛える運動を始めましょう」といわれるまでになりました。しかも、その後の会社の定期健診で背が2センチ以上も伸びていたのです。

両親ともに小柄でずっとあきらめていたものですから、正直そこまで伸びるとは思いもよりませんでした。

会社の同僚たちからも「今さら成長期か？」と冷やかされましたが、私にとっては大きな喜びとなり、おしゃれも楽しみになりました。

その後、腰の痛みがなくなったことで、ストレッチをしばらくさぼってしまったら少し背が縮んだようなので、毎晩のストレッチを再開しました。そのおかげで、伸びた身長は現在も維持しています。

背を伸ばす以外にも、ストレッチにはシェイプアップや血行をよくする効果も大きいそうなので、健康維持のためにもずっと続けていこうと思います。

M・Kさんへのアドバイス

M・Kさんの場合は、まず腰痛の治療を中心に考えました。できれば背も伸ばしたいという話を聞いて、腰痛予防の基本的なストレッチに腎兪のツボストレッチ（34ページ）を加えたわけです。

腰の痛みを緩和したいということで、熱心にやったことで、背も伸びたわけです。

ただ、M・Kさんのように30歳を過ぎた年齢になると、せっかくストレッチで広がった骨のつまりも、すぐに元のつまった状態に戻ってしまいます。せっかく背が伸びても、ストレッチをすぐにやめてしまうと伸びた身長が定着しないわけです。

M・Kさんも一時はさぼってしまったようですが、健康維持も兼ねて毎日の習慣にしてしまうと元に戻りにくくなり、安定していきますので根気よく続けていきましょう。

体験談④

毎日のストレッチと週に一度の施術で、客室乗務員になる夢がかないました

S・Nさん(24歳　女性)

子どもの頃から航空会社の客室乗務員になるのが夢だったのですが、中学時代から背が伸び悩んでいました。

結局、成人した時点での身長は158センチ。一般的に「160センチの壁」ともいわれている客室乗務員として最低限の身体条件に、わずか2センチ足りません。各航空会社では身長に関してはっきりと合格基準を設けているわけではないのですが、少しでも高いほうが有利なのではないか、とずっと不安に思っていました。そして、いよいよ試験を1ヵ月後に控えた頃、あと1センチでも高くなれれば……と、すがるような思いで福辻先生の治療院を訪問したのです。

すると、施術にプラスして、身長アップのための各種ストレッチを実行するよう、先生にアドバイスをいただきました。メニューは、腎兪のツボ

ストレッチ（34ページ）、骨盤のストレッチ（52ページ）、股関節のストレッチ（54ページ）です。そこで、それからは毎日朝晩、床の上ですべてのストレッチを行うことにしたのです。床の上にしたのは、やわらかいベッドの上だとうまくできないからです。

これと並行して、1週間に1度の施術を3回受けました。そして、1ヵ月後に身長を測ってみると、なんと2センチも伸びていたのです。

2センチというのは本当に私にとっては運命を変えるほどの伸びです。とくに、3回目の施術を、航空会社の試験前日にお願いしたのもよかったのかもしれません。

その後も引き続き、自宅で朝晩のストレッチを行いましたが、身長の伸び自体はやはり2センチが限界でした。ただ、伸びた身長を維持するために、現在でも寝る前には欠かさずストレッチを行っています。

背筋を伸ばすことで姿勢がよくなれば、周りの人にも「あの人は背が高くてすらっとしている」という印象を与えられるからです。客室乗務員という仕事は人に見られる仕事なので、やはり姿勢は気になります。こんなふうに猫背にならないよう意識するだけでも、より身長が伸びたように見えるのではないでしょうか。

おかげ様で希望の航空会社の試験にもパスし、長年の夢がかなって感謝しています。

S・Nさんへのアドバイス

昔も今も、客室乗務員という職業は女性の憧れのようです。S・Nさんも、そんな子どもの頃からの夢をかなえたいという一心で来院されました。女性はとくに骨盤や股関節にゆがみが見られることが多く、彼女もそのような特徴が見られました。そこで、施術に加えて、それらを改善させるストレッチを自宅でも欠かさず行うようにアドバイスしたのです。

試験にパスした後もこれらのストレッチを習慣にしているようですが、これは伸びた身長を定着させるだけでなく、スラリとしたプロポーションの維持にも役立ちますので、大変おすすめです。

第3章

抜群のスタイルを作る「生活習慣」術

生活が変われば、体も変わる

1 必要な栄養素をしっかり摂る こんな食事が背を伸ばす！

骨にも筋肉にも不可欠！　背を伸ばす主役は「タンパク質」

「背を伸ばすには牛乳や小魚を食べればいい」なんて思い込んでいませんか？
もちろん牛乳や小魚も大切な栄養素がたくさん含まれた食品です。問題は、いかにいろいろな栄養素をバランスよく摂るかということです。牛乳や小魚ばかりを食べてもダメということです。

背を伸ばすために必要な栄養とは、一般的に成長期の子どもが必要とする栄養と変わりはありませんが、第一に摂りたい栄養素としては、人間の体の30～40％を占めている「タンパク質」です。

骨の基質であるコラーゲン作りのために必要であるという理由だけでなく、タンパ

アミノ酸スコア表

牛肉（サーロイン）	100	大豆	100
豚肉（ロース）	100	納豆	100
鶏肉（もも・むね肉）	100	豆腐	100
ベーコン	100	柿	100
卵	100	さば	99
牛乳	100	小豆	84
プロセスチーズ	100	くるまえび	74
ヨーグルト（無糖）	100	白米	68
あじ	100	じゃがいも	68
いわし	100	りんご	58
鮭	100	小麦粉	41
かつお	100	とうもろこし	32
マグロ	100		

※ 最高値は100。数値が高いほど、体内での利用率がよい。

ク質は筋肉や血液、代謝を促す各種の酵素、体の機能調節を行うホルモンなどの材料となるため、人間の体を構成する上で必要不可欠な存在です。

タンパク質は体内で消化されると「アミノ酸」に変わり、各器官で利用されます。体のあらゆる組織を構成するアミノ酸は体内でつねに入れ替わっており、1ヵ月で体のタンパク質の約半分が再生されるといわれています。

ひと口にアミノ酸といっても、じつはたくさんの種類があり、人間が体内で必要とするものは、そのうちの約20種類です。とくに、「必須アミノ酸」と呼ばれる9種類のアミノ酸は体内では合成できず、食品から摂る必要があります。

しかも、9種類の必須アミノ酸は、どれか1種類でも欠けてしまうと、体内で効率よく使われません。つまり、9種類の必須アミノ酸がバランスよく含まれている食品が、体のためにも、背を伸ばすためにも有効なのです。

では、どんな食品を摂ればよいのかというと、一般的に「良質のタンパク質」と呼ばれるものです。

食品に含まれるタンパク質の量や、必須アミノ酸の種類や量、そしてそのバランスがどの程度とれているのか、という評価を数値で表した「アミノ酸スコア」と呼ばれるものが目安になります。

最高値は100なので、数値が高ければ高いほど体内での利用率がよい、ということになります。

これらを参考に、なるべくアミノ酸スコアの高い食品を組み合わせ、動物性・植物性のどちらのタンパク質もバランスよく摂ることが、背の伸びにも大いに役立つのです。

摂り方によっては、成長を止める「カルシウム」

タンパク質の次に背を伸ばすのに必要な栄養素は「カルシウム」です。

カルシウムはコラーゲンでできた骨の基質にくっつくことで、骨の強度を高めます。骨自体を伸ばす効果はありませんが、しっかりとした骨を作る上で欠かせない栄養素です。

一般的に「カルシウムが骨にいい」というような認識が浸透していますが、カルシウムに限らず、特定の栄養素だけを過剰に摂ってもあまり効果はありません。意識してコンスタントに摂る必要のある栄養素はたしかにありますが、ほかの栄養素が足りていなければ体内で効率よく使われないからです。

ただ、思春期のカルシウムの摂取には注意が必要です。

思春期は骨がよく伸びますが、カルシウムには軟骨をしっかりとした大人の骨に成長させる効果があるので、骨端軟骨が早く骨化してしまうのです。背の伸びが早くストップしてしまう可能性があるわけです。カルシウムを強化するとしたら、思春期以前、もしくは思春期以降がよいということになります。

また、カルシウムの摂取とセットで考えたいのが「マグネシウム」の摂取です。カルシウムは、マグネシウムとセットで初めて骨になります。現代ではとくに不足しがちなミネラルなので、必ず併せて摂るようにします。

このほかにも、亜鉛、銅、ビタミンB群、など、重要な栄養素はほかにもあります。バランスのよい食生活を心がけながら、足りない栄養素がある場合には、意識して毎日の食生活にそれらを含む食材をプラスするように心がけましょう。

牛乳を飲むと背が伸びるって本当?

昔から「牛乳を飲むと背が伸びる」というイメージがありますが、実際にはどうなのでしょうか。

栄養の面から見ると、カルシウムやタンパク質が豊富な牛乳はたしかに優秀な食材です。飲むだけでなく、料理やデザートなどとして幅広くとり入れられる手軽さも魅力です。

東洋医学的にも、「体の大きな動物は、人間の体を大きくする性質がある」と考えられ、牛肉や牛乳を摂る効果はあるといえます。

ただし、これはすべて成長期の子どもの話です。体の成長のために動物性タンパク質を必要とする子どもと違い、カロリーも高く、体を冷やす作用のある牛乳は大人にとって必須とはいえません。

それでも食べる？　甘いものやジャンクフードがいけない理由

甘いお菓子や飲料、スナック類やインスタント食品などのジャンクフードの摂りすぎが「キレる子ども」を作っているのでは……という説が最近話題になっています。どれくらいの量を食べれば害になるのか、本当にそれだけがキレる原因なのか、まだ研究の余地はありますが、これらの食品が身長の伸びに影響しているというのは事実です。

なぜ甘いお菓子やジャンクフードが、背を伸ばす妨げになっているのでしょうか。

それは、砂糖の摂りすぎがミネラルやビタミンの欠乏を招くからです。

強酸性食品である砂糖を摂ると、体は血液中や骨にあるカルシウム分を使って中和しようとします。

その結果、大切な骨のカルシウムが溶け出して不足気味になるため、精神的にイライラしやすくなったり、骨がもろくなったりする原因となるのです。

また、糖質の代謝にはビタミンB_1が必要なため、砂糖を摂りすぎるとこれらが欠乏して疲れやすくなったりもします。

では、甘くないスナック類やインスタント食品はどうなのでしょうか。油を使ったこれらのジャンクフードは、やはり体内の酸化を加速させ、カルシウムやビタミン、ミネラルを消耗します。

そして、もう一つ問題なのは、過剰に摂取してしまう塩分です。塩には体を収斂させる働きがあり、摂りすぎると筋肉を硬くしてしまいます。

やわらかい筋肉のついた体は、骨が成長したり、背を伸ばしやすくしたりしていく過程で大切な要素です。

このような食品を食生活からまったく排除するのは難しいことですが、問題意識をもち、できるだけ食べる機会を減らすことが肝心です。

【砂糖やジャンクフードを摂りすぎないための対策】

・糖分は、ミネラル分のある黒砂糖やはちみつ、精製していない粗製糖などに切り替える
・食事代わりにお菓子をたくさん食べたり、水代わりに清涼飲料をがぶ飲みしたりしない
・できるだけ手作りの食事を心がけ、インスタント食品を減らす
・おやつは炭水化物やタンパク質などで少量摂る
・カルシウムをはじめ、ミネラルやビタミンを、日頃の食事で意識して多く摂る

〝骨〟を伸ばす、ビタミンCのパワーとは？

身長の伸びと、もっとも深い関係のある栄養素――それがビタミンCです。

このことを裏づける興味深い研究があります。

対象になったのは、6〜11歳の成長期にある一卵性双生児。片方の子どもにだけ1日500ミリグラムのビタミンCを5ヵ月間にわたり摂取してもらいました。

その結果、ビタミンCを摂った子どものほうが、明らかに背が高くなっていたのです。

この秘密は、ビタミンCがもつ偉大なパワーにあります。ビタミンCは、骨の成長を助けるコラーゲンを作り出し、維持する働きがあるのです。

コラーゲンとは、とても重要なタンパク質で、お肌をしっとり、すべすべにさせることで知られています。

この〝美のもと〟コラーゲンは、体のタンパク質の3分の1を占めていて、細胞と細胞をつなぎ合わせる組織のおもな成分になっています。このため、骨、皮膚、血管など体のいたるところに含まれています。中でも、身長の伸びと密接に関係する骨は半分がコラーゲンからできています。

ビタミンCが不足すると、コラーゲンが作られなくなってしまいます。その結果、細胞と細胞が離れやすくなり、歯茎から出血したりします。もちろん、骨ももろくなってしまいます。

しかし、ビタミンCをたっぷりとると、強くてしなやかなコラーゲンが作られ、体の成長を促し、骨の発育を助けます。

つまり、ビタミンCをしっかりと摂った育ち盛りの子どもは、骨が成長して、背が伸びるのです。

骨の新陳代謝に必要なのは、ビタミンC＆カルシウム

骨の約半分は、ビタミンCから作られるコラーゲンですが、これに付着しているのがカルシウムです。

したがって、カルシウムは骨を丈夫にして背を伸ばすために欠かせない栄養素でもあります。じつはここでもビタミンCが必要になります。カルシウムの吸収と新陳代謝を助ける働きがあるビタミンCと、カルシウムをいっしょに摂ることによって、カルシウムは体内で有効に働き、骨の発育に貢献するのです。

骨はたえず新陳代謝を繰り返しています。古くなった骨を壊して捨てる役割を果たす破骨細胞と、新しい骨を作る骨芽細胞が、破壊と再生のバランスを保っています。

このバランスがくずれると、古い骨ばかりが残ってしまい、ちょっとしたことで骨折する骨粗しょう症という病気になってしまいます。骨粗しょう症は閉経期を迎えた

女性に多く見られます。

健康な骨を保つためには、破壊と再生のバランスをくずさないことが大切で、これにもビタミンCが重要な働きを担っているのです。

骨の成長と健康に関わるビタミンCは、成長期の子どもだけではなく、すべての女性が欠かしてはならない極めて重要な栄養素です。

必要なビタミンC量は人によって違う

しっかりとした骨を作り、背を伸ばすためには、不可欠のビタミンCですが、1日にどのくらい摂ればいいのでしょうか。

かつては、死の病といわれた壊血病を防ぐ量は、ビタミンCの最少必要量で1日6~7ミリグラムです。この程度は、お茶やわずかのミカンからも摂れる量ですから、現代の食生活では、ごく自然にクリアしています。

ビタミンCの1日の所要量は18歳以上で100ミリグラムといわれますが、これは一つの目安にしか過ぎません。ビタミンCがもつさまざまな効果を得るためには、もっと多くの量が必要になります。

しかも、妊婦、赤ちゃんに母乳を与えている人、ヘビースモーカー、お酒を飲む人、スポーツマン、ストレスの多い人、高齢者は、体内に蓄積されているビタミンCの量が少なくなっていますから、当然多く摂りたいわけで、少なくとも1日に1グラム以上は必要でしょう。

背を伸ばすためには、1日に500ミリグラム、できたら1グラムは欲しいものです。つまり、ビタミンCの生理的に必要な所要量と、効果が十分に得られる真の必要量は違うのです。

体にビタミンCを蓄積すれば、背はもっと伸びる！

多くの哺《ほ》乳動物は、体内でビタミンCを作っています。ところが私たち人間は、ビタミンCを作ることはできません。

ラットやウサギなど、ビタミンCを作ることができる動物に、大量のビタミンCを与えても、濃度は増えません。ということは、すでにビタミンC濃度が飽和状態になっているのです。つまり、自然界ではこのときが健康な状態といえるのです。

一方、人と同じようにビタミンCを作れないモルモットの場合は、大量のビタミンCを与えていると、次第に体内のビタミンCの濃度が高くなり、やがて飽和状態になります。人間もまた、ビタミンCがたっぷりと体に蓄積されているときが、もっとも健康な状態といえます。

体内に蓄えられるビタミンCは、最高で約450ミリグラムといわれます。1日に1グラムのビタミンCを摂ると、体の組織はビタミンCでいっぱいになり、一定量を超えたビタミンCは、尿といっしょに排出されます。これはムダなように思えますが、75%程度といわれる吸収率を考慮すれば、ビタミンCの貯蔵庫を満杯に保つためには、450ミリグラム以上は欲しいのです。

つまり、つねにビタミンC濃度を飽和状態に保ち、背が高くなるというビタミンCの効用を得るためには、1日に500ミリグラム〜1グラムのビタミンCが必要で、この量を毎日3回に分けて摂ることがよいのです。

また、これまでコラーゲンを合成する力は、加齢とともに衰えるといわれてきましたが、最近の研究では、新生児でも老齢者でもビタミンCを摂れば、コラーゲンを作り出す力はアップすることがわかっています。

加えて現代はストレス社会です。私たちの体は、ストレスや不安が高じた状態が続くと、ビタミンの中でもとりわけビタミンCの消費が激しく、脳細胞の成分に酸化が起こって働きが低下することがわかっています

とにかく野菜を食べれば、ビタミンCは摂れる？

健康維持や骨の成長に欠かせないビタミンCは、いも類、豆類を含む野菜と果物に多く含まれています。また、肉類の中でも例外的に、レバー（肝臓）はビタミンCが豊富です。

10グラムあたり、牛レバーで30ミリグラム、豚レバーと鶏レバーで20ミリグラムと高い数値を示しています。

ただし、ここで気をつけておきたいのは、野菜や果物自体に含まれるビタミンCが多いからといって、必ずしも摂取できるビタミンCが多いとは限らないということです。

たとえば、野菜の中でもダントツでビタミンCが豊富なパセリ。100グラムあたり200ミリグラム含まれているとは、かなり魅力的ですが、パセリを1度に100グラムも食べるのは現実的とはいえません。

実際、私たちが通常の1回の食事で食べるパセリはわずか5グラムほどで、これでは10ミリグラム程度のビタミンCしか摂取できないのです。

また、野菜や果物のビタミンC含有量は、品種や産地、露地ものとハウスものなどでも違いがあります。

ビタミンCは水に溶ける性質があるので、水洗いは手短に行いましょう。

果物は糖分もあるので注意！

では、ビタミンCはどうやって摂取するのがよいのでしょうか。

最初に考えられるのは、生食でしょう。加熱調理するとビタミンCが減ってしまうのは、多くの人が知っていること。そのため、「生の野菜サラダが一番いい」と考えている人は多いはずです。

たしかに、生野菜ならビタミンCの調理損失はありません。ただ、実際は思うほどビタミンCが摂取できないのも事実です。

なぜなら、生の野菜は90％以上が水分で、糖質やタンパク質、食物繊維、ミネラル、その他のビタミンは、残りの10％に存在しているだけだからです。

その上、生でよく食べるレタスやセロリ、にんじん、玉ねぎなどは、１００グラムあたり9ミリグラム以下と、もともとの含有量も少ないことがわかっています。

また、果物は生でおいしく食べられ、ビタミンCもしっかりと摂取できる食べ物ですが、糖分もあるので太りやすい人は注意が必要。肥満気味の人は、ミカン1～2個にとどめておくのが賢明です。

こうしたことを理解した上で、生野菜や果物を大いに活用していきましょう。

ビタミンCをたっぷり摂るためのこんな工夫

一方、加熱調理して食べる方法は、ビタミンCの調理損失はあるものの、量が食べられるのが利点です。たしかに加熱調理すると、１００グラムあたりのビタミンCの量は減ります。

でも、たとえばサラダに使う生野菜の代わりに同じ分量の野菜を煮ると、カサが減って、サラダボウル1杯が小皿1枚の量になります。

そのため、結果的に量をたくさん食べることになり、ビタミンCの総量も生よりはたくさんになるというわけです。

加熱調理によるビタミンCの損失は、野菜の種類と、ゆで、水煮、蒸し、油炒めなどの加熱方法によって違ってきますが、電子レンジ料理は損失が少ないといえます。

さらに、ビタミンCは熱と水に弱いため、ゆでたり煮たりするよりは、炒めるほうが損失は少なくなります。ただし、加熱するたびにビタミンCは失われていきますから、なるべくなら温め直しは避けたいもの。ゆで汁や煮汁にはビタミンCが溶け出していますから、スープは有効な調理方法といえるでしょう。

また、甘柿がビタミンCをたっぷり含んでいるように、柿の葉もビタミンCが豊富です。新緑の頃だと、100グラムあたり1000ミリグラムを超すこともあるといいます。古くから民間伝承としてあるように、お茶にして自然の恩恵にあずかりましょう。

自然の恵みを上手に活用し、ビタミンCをたっぷり体に摂り込みましょう。

野菜の栄養価は激減している！

必要な栄養素をすべて食物から摂ることができれば、それにこしたことはありません。でも、現代社会では、それは至難の業《わざ》といっても過言ではないのです。

その理由の一つは、食材の栄養価が昔と比べて激減していることです。たとえば、にんじんを例にとってみましょう。

にんじん100グラム中のビタミンA含有量は、1950年には1万3500国際単位でした。ところが1982年には、4050国際単位と、70％も減少してしまっているのです。

つまり現代では、ビタミンAに限らず、十分なビタミンやミネラルを野菜から摂ろうと思ったら、昔の8～20倍もの量を食べないといけないというわけです。

その上、現代社会は、紫外線や排気ガス、ダイオキシンなど有害な物質で満ちています。私たちの体は貴重な栄養素を使って、そうした有害物質を解毒しています。

最近は、スローフードをはじめとした食文化からの生活の見直しが盛んです。栄養素の改善という意味からも、歓迎すべき傾向ではないでしょうか。

とくに、子どもの成長に果たす親の役割は大きいといえます。わが子に伝えられるものは、遺伝的な要因プラス、そうした環境です。ぜひ、背を伸ばす環境を食生活から作ってほしいものです。

忙しい人の強い味方！　サプリメントの活用法

そこで活用したいのが、サプリメントです。

たとえばビタミンCのサプリメントは、野菜や果物のビタミンCと同じものです。腸管からの吸収に違いはないし、体内での働きも同じです。

もっとも、ひと口にビタミンCのサプリメントといっても、その種類は多種多様。形状だけを見ても、錠剤や顆粒《かりゆう》に加え、口の中で溶かすチュアブル錠、溶かして飲む発泡錠などが市販されています。ビタミンCの含有量も1錠（1包）中100ミリグラムから1000ミリグラムとさまざまです。

また、ビタミンCだけのものやビタミンCを主成分にほかの栄養素も微量含むもの、ビタミンCのほかに多量のビタミンB群、ビタミンE、カルシウムなどを含んだビタミンC複合剤などもあります。

レモン数個分のビタミンCを含むドリンクや錠菓、キャンデー類なども市販されています。これらを目的やＴＰＯに合わせて活用するといいでしょう。

では、ビタミンCのサプリメントはいつ摂ればいいのでしょうか。

まず、１日の摂取量を３回に分け、３度の食事のすぐ後に摂るのがおすすめです。というのも、ビタミンCは水溶性で、体に貯蔵されている量の３～６パーセントが代謝されてなくなるので、減った分を補うのが効率的だからです。そして、長く続けていくことが大切になってきます。

小分けにして携帯用の容器に入れたりして、職場での昼食後や外食の後などにも、しっかり飲めるようにしておきましょう。

また、風邪の引き始めなどには、食事などとは関係なく、すぐに飲むようにしてください。

サプリメントを上手に活用して、ビタミンCたっぷりの生活を送りましょう。

最悪の場合、背が縮む「骨粗しょう症」を防ぐには？

近年、子どもや若い女性の間で急増している骨粗しょう症も、「背を伸ばす」ことを妨げている要因といわれています。

かつて骨粗しょう症は、高齢の女性に多い病気とされてきました。一般に女性の骨《こつ》密度《みつど》は、30歳前半にピーク（ボーンピークマスという）を迎え、閉経期までゆっくりと減少していきます。そして、閉経後はエストロゲンという卵巣ホルモンが減るため、ホルモンがもつ骨の保護作用がグンと衰退。結果、急激に骨がもろくなってしまうのです。

そして、この骨粗しょう症になると、脊柱骨（脊柱を構成している骨）が変形して、背が低くなったり、腰が曲がってしまう「円背《まるぜ》」という姿勢異常に陥ったりしてしまう場合もあります。

かつての〝老人病〟が子どもや若い女性に増えてきた要因の一つは、咀嚼《そしゃく》不足です。咀嚼をきちんとしないと、食物の消化・吸収がしにくくなり、あごの骨が育たないばかりか、体全体の骨も栄養不足となってしまうのです。

さらには、外遊びをしなくなったのも原因の一つといわれています。骨は、適度な刺激を受けることで強く丈夫になるからです。

また、屋外で遊んで陽光を浴びれば、ビタミンDを体内で合成することもできます。ビタミンDは、骨を構成するカルシウムを腸から吸収するときに必要な栄養素ですから、骨を強くして背を伸ばすためには、必要不可欠なものなのです。さらに過激なダイエットも、骨をスカスカにする要因です。

すくすく伸びる丈夫な骨を作るばかりでなく、正しい姿勢を保つための背筋や腹筋を鍛えるために、外遊びや運動を心がけましょう。

肥満では背が伸びにくい、という事実

最近、子どもたちの肥満が社会問題になっています。厚生労働省も、本格的に子どもたちの肥満対策に乗り出すようです。

肥満の大きな原因に、やはり食生活があります。大人と同じライフスタイルで肥満

になり、最後は生活習慣病になってしまう子どももいます。

生活習慣病にでもなれば、背が伸びないどころではなく、一生、病気とつき合うようなことにもなりかねません。肥満が引き金となって動脈硬化、糖尿病、高血圧などになってしまうのです。

そうした生活習慣病予備軍の子どもたちが、20～40％もいるという調査結果もあります。さらに深刻なのが、増加傾向にあるということです。少子化と合わせ、大きな社会問題といえます。

肥満の原因の一つに、個食、孤食の問題があります。これは同じ「こしょく」ですが、少し中身が違います。

孤食とは一人で食べることです。

一人暮らしの高齢者や、家族でも晩ごはんの時間帯が変われば、一人で食べることになります。

孤食の場合、どうしても「早食い」やテレビを見ながらの「ながら食い」になってしまいます。これが肥満へとつながります。

個食は、家族で食べていても起こります。個食とは一人分の食事のことです。たとえば、家族で食事をしていても、それぞれが違うメニューを食べていることがあります。ファミリーレストランで、それぞれが好きな食事を注文している状態です。

家族がそれぞれ好きなものを食べてしまうことで、肥満につながります。

母親は、子どもの好きなものを食べさせてしまいます。「ひじき」や「納豆」「おから」など、食卓に並んでいても、子どもだけはハンバーグを食べています。それは個食用のメニューが冷凍食品などの開発によって、多く出回っているからですが、これでは偏った食事をすることになり、肥満児になってしまいます。

もちろん、一つ一つの料理は栄養のバランスを考えて作られているかもしれませんが、子どもの好きな肉類や麵類は高カロリーなものが多く、肥満体質になってしまいがちです。

肥満は、本来、背を伸ばすための栄養素をほかに使ってしまうため、背の伸びを抑制します。

2 おいしくて体にいい！ 毎日続けられる〝身長アップメニュー〟

伸びやすい体は、毎日の食事で作る

「健康な体は毎日の食事から」といいますが、背を伸ばすことも同じです。骨や筋肉の成長を促し、ストレスやスポーツによるダメージを回復させてくれる食事は、身長アップの強力な味方です。

これまでも述べてきたように、「身長の伸び＝カルシウムの摂取」というように、特定の栄養素を集中的に摂ることも大切ですが、必要な栄養素の吸収を高めることも重要です。ビタミンやミネラルなどを摂ることで、必要な栄養素を効率よく体に吸収することです。

本当に当たり前のことですが、バランスのとれた食事を心がけることが、身長アップへの近道といえます。

ここでは、年齢や性別を問わずにおいしく食べられ、毎日の献立に無理なくとり入れられるクッキングメニューを紹介しましょう。

とくにおやつの項目を入れてみました。というのも背を伸ばすためには、成長期の栄養補給が大切だからです。とくに現代の子どもたちにとって、おやつ、間食は不可欠なものです。

オーバーにいえば、間食から日々の食事を組み立てる時代だといえます。間食も3食と同じくらい重要になってきているわけです。「間食を食べすぎて、夕食が食べられない」という話をよく聞きます。「おやつを食べすぎたから」と叱ることも重要ですが、しっかりしたおやつを食べさせる工夫も必要ではないでしょうか。

また、食事を家族でおいしく食べること、家族で料理に挑戦することも大切です。お母さんだけが料理を作るのではなく、週末にはお父さんやお子さんも加わって料理作りを楽しんでみてください。

背を伸ばすためには、家族の協力が重要です。なぜなら背を伸ばすためには、生活習慣の改善が不可欠だからです。

■タンパク質を積極的に摂って骨と筋肉を育てるメニュー

背を伸ばす体作りのためには、骨と筋肉の成長を促進する必要があります。そこで、筋肉に必要な低脂肪の良質なタンパク質と、カルシウムとビタミンCを豊富に含んだ食材を使った料理を紹介します。

メニューは子どもたちや女性が大好きなパスタ料理です。材料を工夫することで、おいしく、しかも栄養価の高い料理になります。

低脂肪のタンパク質としておすすめなのが、鶏肉。しかもむね肉を使います。脂肪が少ないので低カロリーです。

パスタのクリームには、カルシウムとビタミンCが豊富なブロッコリー。さらにカルシウムとのバランスを考えて、マグネシウムが豊富なクルミを合わせます。

ほかには、牡蠣《かき》を使った料理などもおすすめです。

牡蠣には亜鉛などの新しい細胞を作り出すために不可欠なミネラルが多く含まれています。

チキンとブロッコリーのクルミ入りクリームパスタ

■材料（2人分）

スパゲッティ（乾麺）……200g
鶏むね肉……150g
玉ねぎ……1/2個
ブロッコリー……100g
クルミ……50g
牛乳……100cc
生クリーム（純脂肪）……100cc
バター……10g
塩……5g
コショウ……少々
パセリ……5g

■作り方

1　鶏むね肉はそぎ切り、玉ねぎは薄切り、ブロッコリーはひと口大にしておく。
2　フライパンにバターを中火で熱し、鶏むね肉と玉ねぎを炒める。
3　別の鍋で下ゆでしたブロッコリーと砕いたクルミを加える。
4　生クリームと牛乳を加えてひと煮立ちさせ、塩とコショウで味を調える。
5　ゆであがったスパゲッティとよく和えて、仕上げにパセリのみじん切りを散らす。

■骨を丈夫にする、カルシウム満点のメニュー

次は、骨を丈夫にするカルシウムたっぷりのメニューです。現代人が不足しがちなカルシウムをしっかり摂ることで、背を伸ばすための材料を手に入れましょう。とくに骨粗しょう症などの心配がある女性におすすめです。

カッテージチーズは低脂肪でカルシウムが豊富な食品です。そのまま食してもかまいませんが、ひと工夫することで、毎日でも食べられるようになります。ここではサラダ仕立てにしましたが、パンやクラッカーにはさんで食べるのもおすすめです。

カルシウムの吸収を助けるために、ビタミンCとマグネシウムがバランスよく摂れるひじきとトマトを使っています。

ひじきが苦手な人でも、サラダにして食べるとけっこう食べられると思います。のりを入れても風味が出ます。

小魚を使った料理もおすすめです。とくにいわしはタンパク質やカルシウム、歯の形成に役立つビタミンB_6を含む優良食材です。

ひじきとカッテージチーズのサラダ

■材料（2人分）

干しひじき……………………10g
しらす干し……………………20g
カッテージチーズ…………80g
トマト…………………………1個
サラダ油………………………50cc
赤ワインビネガー…………15cc
塩………………………………2.5g
グラニュー糖………………2.5g
コショウ………………………少々

■作り方

1　ひじきを水で戻してから洗って水気を切っておく。
2　トマトは6等分のくし形にし、それを半分に切る。
3　サラダ油、ビネガー、塩、砂糖、コショウをよく混ぜドレッシングを作る。
4　ボウルに材料をすべて入れ、ドレッシングで軽く和える。
5　サラダを皿に盛り、フライパンで軽く炒ったしらす干しをふりかける。

■栄養をたっぷり摂りたい人のための食欲増進メニュー

背を伸ばすためには、基本的な栄養補給が重要です。

食事の量が少ないという人がいます。体質もあるかもしれませんが、やはり自分の口で食べることが大切です。

最近の子どもは食が細い子どもが増えています。また女性も太ることを気にするあまり、食が細くなっています。食べないというより、食べられないという人のために、食欲を促進するメニューを考えてみました。

とくに夏場は水分の摂りすぎなどで食欲が落ちます。脂っこいものより、やはりさっぱりしたもののほうが食べたくなるものです。そこで梅干しを使った料理を紹介しましょう。梅干しはマグネシウムやカリウムが豊富なだけでなく、クエン酸が胃腸を刺激して食欲を増進してくれます。

低カロリー高タンパクな鶏のささ身もあっさり味で食べられます。胃腸の弱い人にもおすすめの一品です。

鶏ささ身の梅みそ和え

■材料（2人分）

鶏ささ身……………………3枚
梅干し………………………2個
しその葉……………………4枚
みそ…………………………小さじ1
酢……………………………小さじ1
酒……………………………大さじ2
水……………………………250cc
ごま油………………………少々
塩……………………………少々

■作り方

1　鍋に酒、水、塩を入れて強火にかけ、煮立ったら鶏肉を入れて3分ゆでる。
2　1の鶏肉を冷まして、ひと口大に切る。
3　梅干しは種をとり、包丁でたたいてボウルに入れ、みそ、ごま油、酢を混ぜ合わせる。
4　2の鶏肉と和えて、しその葉の細切りを散らす。

■多彩なビタミンで免疫力アップしたい人のメニュー

ストレスがあると、成長ホルモンの分泌が抑制されます。そこで、ストレスに強い体作りのためのメニューを紹介しましょう。

免疫を高めるものとして、トマトやにんじんに含まれるカロテン、じゃがいもや玉ねぎのビタミンCなどがあります。これらを使ったメニューを工夫してみましょう。にんじんとカボチャに含まれるビタミンA、カロテン、ビタミンCは、粘膜や皮膚を強くして免疫機能を整えます。

野菜の栄養素がたっぷりと溶け込んだスープなら、多彩なビタミンが無理なく摂れます。

このほかに、あまり知られていませんが、免疫を高める食材として、かぶの葉があります。かぶの葉には、カロテン、ビタミンC、鉄などが豊富に含まれています。せっかくですから、ミネラルが豊富な大豆製品の油揚げと合わせて、みそ汁などでいただくのはいかがでしょうか。

カボチャとにんじんのポタージュ

■材料（2人分）

カボチャ……………………300g
にんじん……………………1/2本
牛乳…………………………100cc
バター………………………10g
水……………………………150cc
塩……………………………5g
パセリ………………………10g

■作り方

1　カボチャは皮をむいて２～３cmの大きさに切る。にんじんは皮をむいて薄い半月に切る。
2　鍋にバターを熱し、カボチャとにんじんを炒める。
3　にんじんが透き通ってきたら水を入れ、やわらかくなるまで煮る。
4　３をミキサーにかけてペースト状にしたら、鍋に戻して牛乳を加える。
5　ひと煮立ちしたら、塩を加えて味を調える。

■背が伸びにくくなる「冷え」防止のためのメニュー

疲れやすさの原因の一つに、鉄欠乏性貧血が挙げられます。鉄分不足は冷えを招き、身長にも悪影響となります。

そこで鉄分が豊富な食材を使った料理を紹介しましょう。鉄分を多く含む食材については143ページを参照してください。

ここでは、今、注目の野菜ゴーヤーを使ったメニューを考えてみました。ゴーヤーは沖縄ではポピュラーな食材です。

ゴーヤーは疲労を回復し、風邪の予防に働くビタミンCが豊富です。苦みが胃腸を刺激して、食欲を増進させてくれます。

豚肉のビタミンB_1と合わせて食べれば、疲れやだるさの改善に効果を発揮します。

このほか、納豆やオクラのようなねばりけのある食品も血液をサラサラにし、食事の栄養を体内に効率よく吸収させ、疲れた体の回復力を高めてくれます。夏バテの防止にも最適なメニューといえるでしょう。

ゴーヤーと豚肉のスタミナチャンプルー

■材料（2人分）

ゴーヤー……………………1/2本
豚バラ肉(薄切り)………100g
にんにく……………………1片
玉ねぎ………………………1/4個
赤ピーマン…………………1/2個
ニラ…………………………4〜5本
しょうゆ……………………大さじ1
豆板醤………………………小さじ1
ごま油………………………少々

■作り方

1　ゴーヤーを縦半分に切り、わたと種をとって1〜2cmの厚さに切る。
2　玉ねぎと赤ピーマンは薄切りに、ニラは3cmの長さに切っておく。
3　フライパンにごま油を熱して、豚肉、にんにくのみじん切りを炒める。
4　玉ねぎ、赤ピーマン、1のゴーヤーを加えて、しんなりしてきたらニラを入れてさらに炒める。
5　豆板醤としょうゆを加え、炒め合わせたら火を止めて、仕上げにごま油をかける。

■適度な運動で背を伸ばしたい人のメニュー

適度な運動は身長アップには欠かせません。そこで運動にプラスになるメニューを考えてみました。

運動をする人にとって大切なタンパク質とビタミンB_6が豊富なマグロと、疲労回復に効果的なカリウムをたっぷりと含むアボカドを使ったメニューです。にんにくを加えるとスタミナの維持にも役立ちます。

運動前の食事は消化のいいものを選んでください。脂肪分の多いものは消化に時間がかかるので、おすすめではありません。クロワッサンやデニッシュパンより、おにぎりなどのほうがおすすめです。

うなぎなども栄養がありますが、消化に4時間もかかってしまうので、かえって消化するためにエネルギーをとられてしまいます。

運動中は水分の補給もこまめにしましょう。市販のスポーツドリンクなどもありますが、水で十分です。とくにジュースなど、糖分の多いものは適しません。

マグロとアボカドのたたき風サラダ

■材料（2人分）

マグロ(刺身用赤身)……200g
アボカド…………………1/2個
トマト……………………1/2個
にんにく…………………1片
オリーブオイル…………大さじ1
しょうゆ…………………大さじ1
塩…………………………少々
コショウ…………………少々
レモン汁…………………大さじ1

■作り方

1　マグロの固まりに、塩、コショウをすり込む。
2　フライパンに油を熱して、強火でマグロの表面に焼き色をつける。
3　アボカドの種と皮をとり、スライスにする。トマトもスライスにする。
4　冷ましたマグロを薄切りにして、アボカドとトマトと交互に並べる。
5　しょうゆ、オリーブオイル、レモン汁を混ぜたドレッシングをまんべんなくかけ、好みでにんにくのスライスを揚げてのせる。

■おやつ①植物性タンパク質いっぱいのメニュー

ここからはおやつのメニューを紹介していきましょう。

現代人の食生活は、動物性タンパク質に偏りがちです。とくに子どもはその傾向が強くあります。もちろん肉などを食べることは必要ですから、せめておやつなどでは植物性タンパク質を摂るように心がけてみてはいかがでしょうか。

ここでは、豆乳を使ったメニューを紹介しましょう。豆乳は骨や筋肉を作るために必要な栄養素がたくさん含まれています。

抹茶には骨のタンパク質を活性化させるビタミンKが含まれており、これを加えることでさらに効果が上がります。

カルシウムだけでは骨は丈夫になりません。骨の形成を助けて細胞内のカルシウム量をコントロールするマグネシウムを摂ることも重要です。マグネシウムが豊富なきな粉や黒蜜、豆乳などの食材を使えば、おいしくて背を伸ばす栄養素も摂れるデザートが作れると思います。

抹茶豆乳プリンのごまソースかけ

■材料（2人分）

調整豆乳……………………200cc
生クリーム…………………80cc
グラニュー糖………………20g
抹茶…………………………小さじ1/2
粉ゼラチン…………………5g
白ごまペースト……………大さじ1
水……………………………50cc
はちみつ……………………大さじ1

■作り方

1　ゼラチンを水でふやかしておく。
2　鍋で豆乳と生クリームを中火で温め、ゼラチンとグラニュー糖を加えて煮立たせないように溶かし込む。
3　火から下ろして抹茶を加え、よく混ぜる。
4　3の粗熱をとり、容器に注いで冷蔵庫で冷やし固める。
5　別の鍋に白ごまペースト、水、はちみつを入れて中火で溶かし、冷まして豆乳プリンにかける。

■おやつ②カルシウムいっぱいのメニュー

最近、おやつのとりすぎが肥満の原因といわれています。子どもやOLなど、食事をセーブしても、おやつだけは好きなものを食べてしまうといいます。そこでおやつを食べないようにするのでは、かえってストレスにもなりかねないので、カルシウム豊富なおやつを考えてみました。聞きなれない食材かもしれませんが、グラノーラを使ったおやつを紹介します。

グラノーラはオートミールや小麦胚芽にドライフルーツやナッツをミックスした穀物食品で、ミネラルや食物繊維が豊富です。牛乳と新鮮なフルーツを加えてカルシウムたっぷりのデザートに変身させましょう。

ほかに、ヨーグルトなどの食材もおすすめです。ヨーグルトは良質のタンパク質、カルシウム、乳酸菌など、成長に必要な栄養素をたくさん含んだ優良食品。色とりどりのフルーツを添えれば、ビタミンやミネラルも補給できて、デザートに最適のメニューになります。

フルーツとミルク入りのデザート風グラノーラ

■材料（2人分）

グラノーラ……………………60g
牛乳…………………………200cc
はちみつ……………………大さじ1
りんご………………………1/4個
バナナ………………………1/2本
イチゴ………………………2個
ブルーベリー………………適量

■作り方

1　りんごを1cm角にきざみ、汁ごとボウルに入れる。
2　1のボウルにグラノーラ、薄切りにしたバナナ、はちみつを入れ、牛乳を加えて混ぜ冷蔵庫で1時間冷やす。
3　冷やした2を器に分け、イチゴとブルーベリーを飾る。

■おやつ③ビタミンCいっぱいのメニュー

オーブントースターで作れる、とても簡単なチーズタルトです。

クリームチーズにレモンを加えると軽い口当たりになります。甘いものが苦手な男性でも、おいしく食べられると思います。カロリーも控えめなので女性にもおすすめです。

新鮮なイチゴをたっぷりのせて、ビタミンCを楽しみながら食べましょう。

イチゴ以外にも、スライスしたりんごなどをのせてもいいと思います。りんごはビタミンCが豊富なだけでなく、体内を弱アルカリ性に保つ働きをするクエン酸を含んでいます。クエン酸は疲労回復にも効果があり、風邪を引きにくい健康な体を作ってくれます。

ポテトもビタミンCが豊富ですが、ポテトチップスなどはカロリー過多になります。約50グラム（2分の1袋）のポテトチップスはごはん1食分の1・5倍に相当します。

手軽に間食したいなら、ミカンなどの果物を摂ることをおすすめします。

ストロベリーチーズタルト

■材料（2人分）

グラハムクラッカー……50g
バター…………………15g
クリームチーズ…………50g
生クリーム………………30g
グラニュー糖……………大さじ2
レモン汁…………………大さじ1
イチゴ……………………10個
粉砂糖……………………適量

■作り方

1　グラハムクラッカーを細かく砕いて常温でやわらかくしたバターと混ぜ合わせる。
2　パイ皿に、1を手でまんべんなく押しつけるようにして敷きつめ、オーブントースターで、5〜6分焼いて冷ましておく。
3　常温でやわらかくしたクリームチーズと生クリーム、グラニュー糖をなめらかになるまで混ぜ合わせる。
4　2に3のクリームをのせ、ヘラでならす。
5　洗って、へたをとったイチゴを並べて粉砂糖をふる。

3 成長を促す適度な運動で「やわらかい体」を作る

なぜ運動すると背が伸びる？

体を動かすことは、誰にでも必要な健康法であり、背を伸ばす効果があります。
背を伸ばす成長ホルモンは、運動や食事の後、睡眠中などに分泌されます。
また、運動によるもう一つの大事な効果は、「骨を伸ばす」ということです。
背が伸びるということは骨を長くする、ということですから、この点は見逃せません。
運動という習慣を積極的にとり入れることは身長アップには重要な要素といえます。
どうせやるなら、少しでも身長にプラスになるやり方で行いましょう。
運動によって骨を伸ばすときのポイントは、骨の両端にある「骨端軟骨」（15ページ）という部分にあります。

これは思春期を過ぎると自然に消えてなくなってしまうものなのですが、運動によってかかる適度な負荷が刺激となり、この軟骨部分の細胞（軟骨芽細胞）が増殖します。それらが層になっていくことで、骨が縦に伸びるというわけです。

また、軟骨芽細胞の増殖は成長ホルモンなどの働きによっても促進されます。

子供の年齢によって変わる、背を伸ばす運動法

では、背を伸ばすのに適した運動とはなんでしょうか。それは子どもの年齢によって変わってきます。

まずは学童期です。先ほど述べたように骨の成長の鍵を握るのは骨端軟骨ですが、激しい負荷がかかるようなスポーツを続けていると、この骨端軟骨が損傷したり、骨が変形したりして、成長を阻害する恐れが出てきます。

また、柔道やレスリングなど、骨に対して縦方向の負荷が一方的に強くかかるスポーツも、骨を伸ばす上ではデメリットをもたらすといえるでしょう。

加えて、この頃にハードな筋力トレーニングを行うことにも注意が必要です。なぜなら、過度に筋力を鍛えることは思春期の到来を早め、骨端軟骨が早く閉じてしまう事態を招くからです。

結果的に、この時期の子どもに必要なのは、骨に負荷をかけない、全身を伸ばしたり縮めたりするようなタイプの運動です。跳んだりはねたり、ぶら下がったり体をひねったりすることの繰り返しがいいのです。

このような動作の反復運動は、筋肉の成長を促すと同時に骨端軟骨を刺激し、背が伸びやすい体を作ります。

具体的な運動としては、バスケットボールやバレーボール、水泳、ダンスなどが適しています。

思春期の運動しすぎは、骨の成長に悪影響

女の子なら10歳、男の子なら11歳くらいから始まる思春期は、背が著しく伸びる時期であると同時に、骨の成長自体は逆に終盤に差しかかっています。思春期を過ぎる

と骨端軟骨は自然に骨化して消えてしまうからです。

思春期を迎えて性ホルモンの分泌が活発になるにつれて、骨の成長は次第に緩やかになり、女の子では平均15～16歳、男の子では17～18歳くらいには骨端軟骨が骨化していきます。

それ以後の身長の伸びについては、個人差が大きくなってきます。

この時期の運動に関しても、やはり骨端軟骨に激しい刺激が加わらない程度のものを心がけ、運動のしすぎにも注意しましょう。

本格的な筋力トレーニングは、思春期が終わって身長の伸びが一段落する頃から始めることをおすすめします。

背が伸びるのは、柔軟性がある「やわらかい体」

背を伸ばすためには激しい動きよりも、筋肉の柔軟性が重要です。食事などにいくら気を遣っても、筋肉が硬いままでは筋肉に包まれている骨は思うように伸びることができないからです。

スポーツをする、しないにかかわらず、筋肉や股関節を柔軟にするストレッチ、とくにツボストレッチをおすすめします（第2章を参照）。スポーツを行った後や就寝前などに習慣化すれば、スポーツの負荷でつまった関節を伸ばす効果もあります。

激しい運動は、背を伸ばすのに逆効果

成長期で関節が痛い場合は、できるだけ激しい運動を控えめにしてください。その時期というのは、あまり運動をしすぎると軟骨が剝がれて固まり、膝にこぶができてしまいます。かつて足腰を鍛えるものというと、ウサギ跳びが定番でしたが、関節を痛めるということから、今ではほとんど行われていません。関節を痛める運動は、背を伸ばすにも大きなマイナスになってしまいます。

関節に痛みがなくても、成長期には骨端軟骨に負荷がかかるウエイトトレーニングは控えたほうがいいです。骨端軟骨は、できあがった骨に比べてやわらかく、とても傷みやすいのです。身長は骨端軟骨が増殖して伸びるわけですから、背を伸ばしたい

人にはおすすめできません。

また、ハードな運動は男性ホルモンの増加を促すことになります。そうすると骨の成熟が増し、背の伸びが止まるのが早くなってしまいます。あくまでも適度な運動を心がけるようにしてください。

適している運動はジャンプをするものや全身運動で、骨端軟骨にほどよい刺激を与えるもの。たとえばバスケットやバレー、水泳もよいといわれています。

運動不足の人は、なわ跳びや垂直跳びで成長ホルモンを分泌させることができます。垂直跳びを実践したおかげで背が伸びたという話も聞きます。

夜寝る前に、軽く足首、膝上、膝下をたたくとより効果が高まります。これは心地よい刺激により、分泌された成長ホルモンが寝るときに重なるためです。さらに、血流がよくなり、栄養を骨端軟骨に補給しやすくなる効果も期待できます。

ただし、やりすぎると逆に悪影響を及ぼすので、あくまでも適度な刺激を心がけてください。血液が、摂取された栄養や分泌されたホルモンを内臓や骨に運ぶわけですから、血流がよければより多くの養分が運ばれ、体の発達を促します。

4 ぐっすり眠れば眠るほど背が伸びるというメカニズム

成長ホルモンの分泌を促す、理想的な睡眠とは？

夜なかなか寝つけない（入眠困難）、眠りが浅くてすぐに目が覚める（中途覚醒）、寝てもあまり疲れがとれない（熟眠障害）など、眠りに対する不安や悩みは現代人にはつきものです。

その上、大人の生活時間の変化は子どもへも影響を及ぼし、就寝時間の遅い子どもの慢性的な寝不足は大きな問題になっています。

背を伸ばすためには、成長ホルモンが重要だということはすでに述べました。じつは、成長ホルモンは睡眠時に分泌されるのです。

精神的なストレスや肉体的なダメージを修復し、成長ホルモンの分泌を促す睡眠は、子どもにとっても大人にとっても、背の伸びを左右する重要なファクターです。

睡眠で大切になるのが、時間の長さではなく眠りの質です。

理想的な睡眠時間は8時間程度といわれますが、背の伸びを促すためには「どんな時間帯に眠るか」が鍵になります。なぜなら、成長ホルモンがもっとも分泌されるのは就寝後の1時間半から2時間ほどの熟睡時、つまり最初のノンレム睡眠が訪れる頃なのです。

東洋医学では、「それぞれの内臓が働くのに適した時間帯」というものを大切に考えます。その観点から見てみると、午後10時から午前2時の間に消化器やホルモン系の働きが活発になることがわかります。したがって、この時間帯に熟睡していることが体にとって理想的ということになります。

睡眠は、2種類の異なるタイプの眠りで構成されています。

●レム睡眠＝肉体が休息して、脳は活動中という浅い眠り

●ノンレム睡眠＝脳が休息している深い眠り

これらが1セットになり、一晩の間に4～5回繰り返されているのです。

このうち、肉体が休息するレム睡眠は全睡眠の5分の1程度。つまり、脳が深く眠っているノンレム睡眠のほうがより長く、その間に多くの成長ホルモンが分泌されています。

そのタイミングで熟睡するためには、昼間よく体を動かし、寝る前にストレッチなど軽い運動をすることが大切です。

飲食も就寝3時間前までに控え、ある程度空腹な状態で就寝することも成長ホルモンの分泌をスムーズにするポイントです。

不眠の原因はさまざまですが、おもに次のような要因が考えられます。

①生活リズムの乱れ
②精神的ストレス
③食事や嗜好品《しこう》によるもの

ここからは、①から順に着目していきましょう。

まずは、生活リズムの乱れを正す

生活リズムの乱れは、時差ボケなど特定の場合を除き、就寝時間や起床時間を含めた生活習慣に問題があります。長年の習慣が悪習となってパターン化している場合、改善するのは困難に思われがちですが、原因がシンプルなだけに改善も容易です。また、改善によって得られる結果も大きいものといえます。

とくに学童期の子ども、思春期の子どもに対しては親が注意する必要があります。最近の子どもたちは子ども部屋をもっています。一歩、部屋の中に入ると、中で一晩中ゲームをしている場合もあります。一晩中、電灯をつけたままや、ラジオやテレビをつけたまま寝てしまうようでは、安眠は期待できません。

アメリカのホームドラマや映画を見ていると、親が子どもをベッドで寝かしつけているシーンがよく出てきます。子どもが寝たことを確認して電灯を消します。子どものプライバシーを尊重するあまり、子どもの生活習慣に無関心というのでは困ります。しっかりした睡眠の習慣を幼児のときから身につけさせることが重要です。

背が伸びやすい体作りのために、生活の基本を見直しましょう。

【安眠のための生活リズム対策】

・朝起きたら太陽光に当たる

・就寝時間がたとえずれても、起床時間は一定に保つ
・日中はできるだけ体を動かす
・どうしても昼寝が必要な場合は、日中の30分以内にとどめる
・就寝直前に入浴する場合、熱い湯は避け、ぬるめの湯にゆったり浸かる

不眠の原因「テクノストレス」と上手につき合う法

次は精神的ストレスの解消です。

パソコンやインターネット、テレビゲームなど、子どもから大人までコンピュータの使用が日常化した今、「テクノストレス」と呼ばれるさまざまな失調症が問題になってきました。

たとえば、「テクノ不安症」や「テクノ依存症」など、IT化への不適応、または過剰適応が要因となって起こる症状はその代表例です。

このほか、電磁波による心身への影響が原因と考えられている「電磁波症候群」「電磁波過敏症」などの場合にも、不眠をはじめ頭痛、めまいなどの症状が挙げられてい

ます。

電磁波の害についてはいまだ実証されていないだけに、現時点ではデリケートな問題であることは確かです。

ただ、コンピュータや電磁波製品を生活からすべて排除するのは無理だとしても、つき合い方を意識的に見直すことでストレスのコントロールは可能です。

不眠の要因として思い当たる場合はとくに、根気よく改善していきましょう。

コンピュータは子ども部屋に置くのではなく、家族が集まるリビングルームなどに置くようにすることです。子どもには、インターネットも時間を決めてやらせるようにしましょう。

【コンピュータの使用が原因となる場合のストレス対策】

・子どもの場合は、周囲の大人がコンピュータの使用時間をコントロールする

・大人の場合は、意識的に使用時間を短く区切り、積極的に休憩時間をはさむ

・就寝直前までの使用は避け、入浴やリラックスタイムを設けて、心身ともに切り替える

・オフタイムには自然や音楽にふれたり、体を動かしたりする
・長時間の使用による体の不調は、半身浴やウォーキングなどでこまめに解消する
・電磁波が気になる場合は、コンピュータの近くにいる時間を短縮したり、防止グッズやアースを利用したりする

食生活を工夫すれば、もっと眠りは深くなる

最後は食事と嗜好品についてです。

好きな時間に好きなものを食べられる便利な生活は、子どもも大人も一様に、栄養の偏りや嗜好品への依存を招いています。じつは、これらが弊害となって引き起こされている不眠もあります。

代表的な原因は、タンパク質やミネラルの不足、そしてカフェインなどの刺激物の摂りすぎです。

たとえば、タンパク質やカルシウムは筋肉や骨の成長に欠かせない栄養です。これらは同時に、質のよい睡眠にとっても不可欠なものです。

睡眠に不可欠な栄養素として「トリプトファン」があります。必須アミノ酸であるトリプトファンが脳内にとり込まれると「セロトニン」に変わり、この物質が深い眠りを誘うというわけです。トリプトファンは肉や牛乳などに多く含まれています。また、トリプトファンが脳に入る際にはインスリンの増加も不可欠なので、同時に糖分を摂取することも効果的です。

このように、食べ物の栄養は睡眠の質を高めて、より背が伸びやすい体を作ってくれます。

【安眠のための食生活対策】

・夕食はタンパク質やカルシウムをとり入れたメニューを心がける
・就寝直前の食事は眠りの質を下げるので注意する
・就寝前4時間はコーヒー・紅茶などのカフェインを含むものは摂らない
・少量ならよいが、過度のアルコールは眠りを妨げるので深酒はしない
・眠る前に、少量の砂糖を入れたホットミルクを飲む。カモミールやローズなどのハーブティーもよい

神経質な人は、とことん寝具にこだわってみよう

旅先で枕が変わったり、ちょっとした物音が気になったりすると眠れない、という不眠タイプなら、寝室の環境を見直してみるのも一つの方法です。

安眠しやすい環境には、温度や湿度、照明の明るさ、香りなど、一定の条件があるからです。

たとえば温度。夏では25～28度、冬では18～22度、湿度は50～60％、という空間が快適とされています。

眠りやすい照明も、一般には10ルクス以下といわれています、ちなみにホテルのフットライトが1ルクスです。

香りも、お香など若い女性には人気があります。精神を落ち着かせることで深い眠りを獲得できます。

このように、まずは一つ一つの条件をチェックして、少しずつ睡眠環境を改善していきましょう。

【安眠しやすい環境対策】

・夏は25〜28度、冬は18〜22度、湿度は50〜60%に保つよう、エアコンやタイマーを上手に利用。湿度対策にはドライ機能や加湿器が便利

・夜はなるべく蛍光灯ではなく白熱灯のもとで過ごす。眠るときは足元を照らす程度の間接照明に

・周囲の音が気になる場合は、遮音《しゃおん》カーテンやデジタル式の時計などを利用する

・淡いブルーやグリーンなど、沈静・ヒーリング効果のある色を寝具やカーテンにとり入れてみる

・アロマ（香り）をとり入れて、リラックスする。神経が過敏気味なときにはマージョラムやサンダルウッド、精神的なストレスでリラックスできないときにはカモミールやネロリ、ラベンダーなど、アロマオイルの香りを利用する

快適に眠るための、体にやさしい寝具とは？

どのような寝具を選べば、快適な安眠が得られるのかを紹介しましょう。

最近では寝具の種類も豊富になり、体への負担を軽減する素材や構造のものが多く出回っています。

では、背を伸ばすのに適した寝具とはどういうものでしょうか。敷布団、枕選びがポイントになります。

まずは敷布団。寝相が体のゆがみを治そうとする自然な反応であることからも、体には無意識の自己調整能力があることがわかります。そのため、体が沈み込むようなやわらかい敷布団では動きが妨げられ、この調整能力が発揮しにくくなってしまうのです。

子どもの寝相が悪いのは、昼間の活動で生じた骨格のねじれやゆがみを、無意識に元に戻そうとしているためです。

もともと子どもの体は筋肉や骨が未発達なためにやわらかく、大人よりもずれが生じやすい状態にあります。寝相が悪いということは、それだけ昼間活動的に過ごしている証拠ともいえます。

日本では綿がつぶれた古い布団のことを「せんべい布団」などといいますが、あれは非常に理にかなった寝具です。敷布団やベッドのマットレスは適度に硬さのあるものを選ぶとよいでしょう。

次は枕です。理想的な睡眠姿勢とは、仰向けに寝た姿勢がまっすぐに立っている姿勢とほぼ同じ状態に保たれていることです。個人差はあるものの、枕は高すぎても低すぎても、首や背中の負担になってしまいます。

目安としては、頭が枕に沈んだときの高さが、小指の長さくらいになるものを選ぶことです。ちょうどいい高さの枕がない場合には、タオルを丸めたりして、高さを調整してみましょう。

寝具内の快適な温度は年間を通じて33度、湿度は50％程度。睡眠中はコップ1杯分の汗をかくともいわれるので、吸湿性・通気性・保温性のよいものを選びましょう。

夜更かしでは背は伸びない——「寝る子は育つ」は本当なのか？

最近の子どもは夜更かしになっています。ここ数年、日本人の身長の伸びが止まっている原因の一つといわれています。

背は高いし、手足は長いが、どこか線が細い子どもたち。日に当たらないもやしに見えます。そうかと思えば、肥満になった子どももいます。

とくに都会の子どもは、夜更かし傾向にあります。塾通いで9時、10時の帰宅は当たり前。しかも深夜遅くまでテレビを見たり、ゲームをしたり。最近では夜遅くまでインターネットをやっている子どもも増えています。

また、街全体が不夜城になっています。24時間営業の店など、珍しくないといえます。夜だからといって不便を感じるようなことは、都会にはない状態です。

かといって、夜中の学校はありません。昼間は学校に行かなければいけないわけです。必然的に昼間は寝不足で、時差ボケのようになります。現代の子どもたちは運動をすることもほとんどありません。

今、子どもたちには三つの「間」がないといわれています。

一つ目は「時間」の間。塾通いや勉強で、遊ぶ時間がないのです。

二つ目は「空間」の間。空き地や公園など、子どもたちが体を動かして遊ぶところがないのです。

三つ目は「仲間」の間です。少子化により子ども自体が少なくなっていることに加え、遠くの私立などに通うなど、近所の子どもたちとの接触がなくなっています。近所の同世代の友達と遊ぶということがないわけです。

こうした三つの「間」がないことで、子どもたちはほとんど体を動かすことがなくなっているため、夜も眠くならない。まさに悪循環です。

俊敏性などは、子どもの遊びの中でつちかわれます。また、精神的な部分でもストレスの発散になります。

子ども、とくに小学生の子どもにとって、外で体を使って遊ぶことは、健全な成長には不可欠です。

最近、スポーツを教えることを専門とする家庭教師の人気があるそうです。家庭教師を使ってでも子どもたちに運動させなければならない時代になったのです。

遊ばない子どもが増加すると、睡眠中に分泌される成長ホルモンに影響が出てくるはずです。心身ともに未成熟な大人ができてしまう可能性があるわけです。決してオーバーではありません。

このまま、子どもたちの夜更かしを放置していたら、国をも滅ぼしかねないのです。

大人の時間、子どもの時間をはっきり分けることが必要ではないでしょうか。

5 身長アップの大敵「冷え」から体を守る方法

現代人の慢性病「冷え」が成長を妨げる

当たり前に送る日常生活の中にも、知らず知らずのうちに背の伸びを妨げている要因は潜んでいます。

冷え症というと大人の女性にありがちな症状に思えますが、今や子どもから大人の男性まで、多くの現代人が無自覚な「冷え」にさらされています。

エアコンの行き届いた生活や季節感のない食事、運動不足や不摂生な生活など、体に冷えを招く原因は山ほどありますが、とくに無意識にやってしまいがちなのが「水分の摂りすぎ」です。

ミネラルウォーターの人気や、いつでもどこでもペットボトルの飲料が手に入る今、誰もが知らず知らずのうちに水分を摂りすぎている可能性があります。

これによって引き起こされる冷えは、たとえ本人が無自覚であっても体に深刻なダメージを与えかねません。

そのうちの一つが、背の伸びにまで影響を及ぼす「低体温」です。

気づかないうちに影響を受けている「低体温」とは？

人間の体の約70％は水分ですが、体が必要とする以上の水分を摂取していると、水分の代謝や排泄を行う腎臓が冷え、働きが弱まります。やがて、汗や尿がきちんと排泄されないために体がむくみます。

余分な水分が体内にたまることでさらに体の冷えは進み、ついには内臓の酵素の働きまで低下してしまうのです。酵素は体の新陳代謝を活発にする働きがあるので、これが弱まると体温が上がらず「低体温」となり、筋肉や骨の成長にまで影響を及ぼす、というわけです。

人間の体温は平常時で36・5度程度ですが、35度以下（直腸温）になると低体温と呼ばれます。

体温が高いはずの子どもも、36度に満たないというケースが近年増加しています。たとえば体温が1度下がると、免疫力が約37％、酵素の働きが約50％、基礎代謝が12％、それぞれ低下し、さまざまな不調や病気へと発展しかねません。

背を伸びやすくするためにはもちろん、健康のためにも、誰もが冷えに対してもっと敏感になることが大切です。

なぜ冷えた体では背が伸びないのか？

冷えは、血液の循環が悪くなることで起こります。

冷えはそのまま放置しておくと、自律神経のリズムをおかしくします。自律神経は、体を一定の状態に保つ働きをします。

たとえば、気温が上がっても体温を一定に保つなどの機能も自律神経の仕事です。夏は涼しく、冬は暖かいといった環境で暮らしていると、体温を調整する機能がどんどん衰えてしまいます。やがては、体温の自動調整ができないまま、体が冷えてしまうわけです。

横になった状態から急に立ち上がると、血圧は下がりますが、2分程度で元の血圧に戻り、体温は正常になります。

ところが血圧が戻らない子どもがいます。体の中で熱を作る機能が低下しているわけです。

最近の子どもに熱中症が多いのも、この体温調整機能の低下が原因といわれています。

こうした体の変調は、背を伸ばすことにおいても、よくありません。たとえば冷えは、不眠や慢性的な寝不足を招きます。当然、成長ホルモンの分泌などにも影響してきます。

とくに成長期の子どもには、体が冷えないように注意が必要です。あまり冷たいものを飲ませたり、寝苦しいからといって、冷房をつけて就寝したりするなどは、避けるようにしましょう。

今日からできる「冷え」予防

どのようにすれば、背の伸びに悪影響を与えかねない冷えを抑えることができるでしょうか。

今日からできる「冷え」対策をいくつか挙げてみましょう。

◎エアコンの使いすぎに注意する（夏は25〜28度、冬は15度位に保つ）

これは先ほども書きましたが、就寝中は冷暖房は使わないようにしましょう。使う場合も、寝始めの1時間だけと決めることです。

◎季節感のある食事を心がけ、火を通した料理や根菜類を積極的に摂る

旬の食べ物というのは、おいしいだけでなく、栄養価も一番あります。子どもの好きなものばかりを食べさせているというのでは考えものです。野菜を摂りなさいというと、サラダを食べるケースが多いですが、じつは生野菜は体温を下げます。できる

だけ火を通したスープなどがおすすめです。シチューなどは最適です。

◎果物や冷たい食べ物・飲み物、刺激物などをむやみに摂らない

冷えの一番の原因といわれているのは、水分の摂りすぎです。現代は、どこでも手軽に冷たい飲み物が手に入るので、飲みすぎないように注意が必要です。

◎毎日体を動かす習慣をつける

体を動かすことで、汗をかくなどの新陳代謝を活発にすることができます。冷えによって衰えた体の機能を、運動することで、呼び覚ますことができるわけです。子どもなら毎日、外遊びをさせてください。体を動かすというと、スポーツとすぐに考えがちですが、そうではありません。外に出て、親子で散歩をするだけでもけっこうです。

◎酒やタバコの量を減らす

成人もビールを飲みすぎると、体が冷えてしまいます。とくに腰痛もちの人などは、

お腹を冷やさないように注意しましょう。お酒なら、熱燗《あつかん》や常温のワインなどがおすすめです。

喫煙は血行を悪くするので、やはり冷えの原因になります。

以上が日常的にできる基本的な対策です。

次は、実際に体が冷えてしまった人の改善策について紹介しましょう。

冷え改善①鉄分の多い食事で体を温める

食事については、前項でふれたように、できるだけ体を温める食べ物を温かい食べ方で摂るということや、旬のものを意識して食べることが肝心です。それが、背が伸びやすい体を作るための食生活といえます。

さらに、体を冷やさないようするために有効なのが鉄分です。鉄分は、血液中の赤血球に含まれるヘモグロビン（血色素）を増やす働きがあります。

逆にいえば、現代人は慢性的な鉄分不足で、それが冷えを招いているともいえるわ

鉄分表

食品	鉄含有量（mg/100g）
牛肉（ランプ）	2.9
牛レバー	4.0
鶏レバー	9.0
豚レバー	13.0
ハマグリ（佃煮）	38.3
シジミ（生）	10.0
ほうれん草（生）	2.0
大豆	9.4
切り干し大根	9.7
ひじき	55.0

けです。

ヘモグロビンは、体内の各所に酸素を送り込む働きがあり、食物から摂取した鉄分を利用して、骨髄で作られます。

食品に含まれる鉄分には、ヘム鉄と非ヘム鉄があります。それぞれの特徴は次の通りです。

ヘム鉄：吸収されやすく、体内での利用度も高い。動物性食品にしか含まれていない。

非ヘム鉄：消化吸収されにくい。植物性食品に含まれる。

鉄分を多く含む食品は表の通りです。

とくに非ヘム鉄の場合は、ビタミンCと合わせることで、吸収率を上げることができます。

ほうれん草は鉄分が多く含まれていますが、レバーなどの動物性の食品のほうが吸収率がよいことは覚えておきましょう。残念なことに、鉄分を多く含む食材は、嫌いな食べ物として挙げる人が多いものです。

日頃からレバーを使った料理をレパートリーに加えておくと、食生活の改善が図れると思います。とくに小さなお子さんがいる家庭では、小さい頃にレバーの味を教え込んでおくことをおすすめします。

冷え改善②体に負担をかけない「半身浴」が効果的

ほかの対策としては、冷えを完全にシャットアウトしようとするよりも、「冷えたらリセットする」という方法もあります。

その一番の方法が入浴です。体にも精神的にも、大変に有効な方法です。

たっぷりお湯をはった湯船に浸かるのも、気持ちのいいものですが、より冷えに効果的な方法の一つが半身浴です。長くゆっくり体を温めることで、冷えた内臓などを温めることができます。

全身を熱い湯に浸けると心臓に負担がかかる上に、長時間の入浴には堪えられません。結果、体の表面しか温まらず、体の芯にある冷えを解消できないままになってしまいます。

その点、半身浴はぬるめの湯に長時間浸かるため、体の芯から温まって、冷えを汗として排出してくれます。

本を読んだり音楽を聴いたりしながら入浴すれば、冷え対策に加え、ストレス解消にもなります。

季節に関係なく、一年を通じて冷えを解消し、より背が伸びやすい体作りを目指しましょう。

どうしても全身で湯船に浸かりたいという人は、できるだけお湯はぬるめにして、長く浸かるように心がけてください。

【半身浴の方法】

お湯の温度を37～38度に設定し、みぞおちまで浸かります。腕はお湯から出し、寒い季節には乾いたタオルなどを肩にかけましょう。最低20分以上浸かっていると汗がジワジワと出てきます。

汗をかきにくい場合でも、お湯の温度を少しずつ上げたり、毎日続けたりするうちに汗をかきやすくなるでしょう。

飲み水などをもち込んで、少しずつ補給しながら行います。のぼせたり、気分が悪くなったりしたら、無理せず頭を冷水で冷やし、上がって休みましょう。

冷え改善③血行がよくなり、全身ぽかぽかになる「足浴」

半身浴と同じ効果が得られる冷え解消法が、「足湯」と呼ばれるものです。

膝から下を熱いお湯に浸けるだけでも、全身から汗をかき、冷えを芯からとり去ってくれます。

足だけをお湯に浸けて、全身が温まるの？　と思われるかもしれませんが、血行がよくなるので全身が不思議なくらい温まります。

体調不良や疲れでお風呂に入れないときでも、この方法なら症状を悪化させることなく全身をしっかりと温めることができます。根気よく続ければ内臓の調子もよくなり、健康増進にも効果的です。

人間の体は決して熱伝導がよくありません、時間をかけてゆっくり温めていく必要があるわけです。

できたら浴室内は蒸気をいっぱいにして、温めておくことです。とくに高齢者にとって急激な温度変化は心臓に負担をかけます。足から体を温め、そしてぬるめの湯に浸かるというのが理想的な入浴方法です。

年寄りの冷や水、カラスの行水などは、冷え解消にはなりません。

【足浴の方法】

深めのバケツを用意し、やや熱いかな、と思う程度（40〜42度くらい）のお湯を入れて膝下まで浸かります。電気ポットなどにも熱い湯を用意し、お湯が冷めたと感じたら少しずつ足し湯をしましょう。

30分くらい続けるのが目安ですが、冬場は額が汗ばむ程度でも効果はあります。

足浴も水分補給に注意しましょう。冬場はお湯が冷めやすいので、バケツごとゴミ用のビニール袋で包むと冷めにくくなります。

終わったら、汗や濡れた足をしっかり拭き取り、体を冷まさないようにしましょう。足浴後は、湯船に浸かるのと同様に、体が温まっていることを実感できるはずです。ゆっくり温めた体はなかなか冷めません。そのまま布団に入れば、冬でも、朝まで温かく眠れます。

冷え改善④首をじんわり温める「首のホットパック」

コンピュータやテレビ画面を見る時間が増えると、目や首の筋肉が収縮して血行を妨げます。

しかも、長時間同じ姿勢が続くことで、首から背中の筋肉のこわばりを招き、骨と骨の間がつまりやすくなってしまいます。これでは、背を伸ばすどころか、縮めてしまいかねません。

でも、会社にいるときには、風呂に入るわけにもいかないし、どうやって冷えた体を温めればいいのでしょうか。

そんなときには首のホットパックが有効です。ホットパックを首に巻きつけ、昼休みなどに首筋を温めます。

こんなことで背が伸びるの？　と思われるかもしれませんが、ホットパックには骨と骨の間を広げるという効果があります。

もちろん市販のパックでかまいませんし、温かいおしぼりでもＯＫです。喫茶店などで、おしぼりが出されたら、まず首を温めてください。

女性はとくに冷えやすいので、夏でもタートルネックなどを着るのもおすすめです。

【首のホットパックの方法】

市販の温熱パック、または濡れタオルを電子レンジで温めたものを首に当てます。冷めてきたら目にも当てて、疲れをやわらげましょう。

濡れタオルはビニール袋に入れて当てると冷めにくくなります。熱すぎるものをいきなり首に当てないよう、注意しましょう。

6 確実に背を伸ばすなら姿勢を正し、ゆがみをリセット

増える〝猫背〟の子どもたち

テレビゲームをやっている子のほとんどが、猫背になっています。なぜなら、床に座り込んでテレビをじっと見つめているからです。

背を伸ばすためには、テレビゲームは1日1時間以内に抑えること、そして、できるだけ椅子に座ってゲームができる環境を作ってあげてください。

猫背は背を低く見せるばかりでなく、血液やリンパ液の流れを妨げたり、内臓の働きに悪影響を及ぼしたりします。

子どもの背が伸びる一つの要因は、骨の両端にある骨端軟骨（15ページ）と呼ばれる軟骨が成長するためです。大人になると背が伸びなくなるのは、この骨端軟骨が硬

くなって成長しなくなるからです。

しかし、「背が伸びる」というのは、「肉体の成長」だけが原因とも限りません。たとえば、最近の子どもに多い猫背。湾曲した背を伸ばすだけで、背を数センチ程度、伸ばすことができます。

また前かがみの姿勢は、心臓や肺、脈管などを圧迫して、血液やリンパ液の流れを邪魔するばかりか、消化器系の内臓器官にも影響を及ぼし、正常な消化や吸収を妨げる結果にもつながります。

猫背のような悪い姿勢は日常的なものです。日々、こうした姿勢をとることで、筋肉がアンバランスについたり、背骨や肩甲骨、骨盤などがずれてしまったりすることもあります。

とくに神経は背骨にそって走っています。背骨がゆがんで神経を圧迫すれば、脳からの指令を筋肉に伝えたりする働きが鈍くなり、知覚・運動障害が出てしまうことも考えられるのです。

背を伸ばすための体作りの基礎は、背骨を中心に正しい姿勢を身につけることといってもいいでしょう。

「姿勢の悪さ」と「体のゆがみ」が背を低く見せている

人間は、眠っている間に昼間の活動で生じた体のゆがみを無意識に解消している、と睡眠の項でも述べました。

この日々起こっている体のゆがみが、実際よりも背を低く見せている場合があります。具体的には、

・大転子《だいてんし》（大腿骨に背骨がくっつく部分で、骨盤の突き出たところ）のねじれ
・骨盤・大腿骨のねじれ
・背骨のつまり

などがおもな原因と考えられます。

このほかにも成人の場合には、年齢とともに背骨や膝、足首の椎間板（骨と骨の間のクッション）の弾力が低下して薄くなったり骨が曲がったり、という理由で背が低

くなってしまうことがあります。

年齢とともに起こる症状については、タンパク質やカルシウムの多い食事を心がけたり、日常的に運動をとり入れたりして骨に適度な負荷を与えるなどの改善策を、根気よく続けることが肝心です。そして、子どもにも大人にも有効なのは、「正しい姿勢」を毎日の習慣にすることです。

座る、立つ、歩く、という日常の動作を改めるだけでも、プラス1～2センチの背を伸ばすことが可能です。

骨格のゆがみは、血管を圧迫して、血流を妨げます。さらに体のバランスの悪さが内臓の機能低下を促し、自律神経が異常になってしまいます。知らず知らずのうちにストレスもたまってしまい、精神衛生上もよくありません。

骨格のゆがみは矯正体操や器具を使って、治すことができます。骨格が本来の形になることで、ストレスが減り、体の健康をとり戻すことができるので、さらなる背の伸びが期待できます。

それに加え、骨と骨のつまりをリセットし、筋肉のやわらかさを維持するストレッチをとり入れることで、より背が伸びやすい体作りが可能です。

正しい姿勢が、スラリとしたあなたを作る

正しい座り方、正しい立ち方、正しい歩き方を身につけるだけで、姿勢は矯正され、背の伸びにつながります。

とにかく次に挙げる事項を意識して、日常生活を改善してみてください。

【座ったときの正しい姿勢の作り方】

・子どもの場合は、成長に合わせて椅子や机の高さが調節可能なものを選ぶ。

・椅子の高さは身長の4分の1、机の高さは身長の5分の2を目安に設定。さらに、筆記作業なら座高の3分の1マイナス2～3センチ、読書なら座高の3分の1、などを目安にするとよい。

・椅子に深く腰かけて机に向かったとき、膝が90度に曲がって足裏が床につき、肘《ひじ》が90度の角度で肘かけか机の上に乗るようにする。

・パソコンに向かう場合、モニターとの距離は約40センチに保ち、目の高さよりやや

下になるよう調整する。
・腰から背中をまっすぐに保つようにする。

【立ったときの正しい姿勢の作り方】

・耳の中心、肩の中心、大転子、膝の中心、くるぶしの中心を結んだ縦のラインがまっすぐで、床に対して垂直であること。
・あごをしっかり引く。

【歩くときの正しい姿勢の作り方】

・頭の上から引っ張られるように、腰から背中をまっすぐに保つ。
・あごをやや引いて、首を立てる。
・肩や腕の力は抜き、胸は開くようにする。
・膝を曲げずにかかとから着地し、土踏まずからつま先へ重心を移動させながら、地面を蹴り出すように歩く。

7 子どもに深刻な影響を与えるストレスと愛情と身長の関係

過度なストレスが体の成長を妨げる

ストレスが体調不良を引き起こし、さまざまな症状や病気に発展することは知られています。

ところが、過度なストレスは体の成長も妨げ、身長の伸びにも悪影響を及ぼす可能性があるのです。その理由は、ストレスに反応する体のメカニズムにあります。

ストレスを感じると、人間はその刺激を脳の視床下部という場所でキャッチします。そして、そこから指令が出され、内分泌系・自律神経系・免疫系などに作用した結果、体内でさまざまな反応を引き起こすのです。

中でも内分泌系は、成長ホルモンや甲状腺ホルモンなど、身長の伸びに不可欠なホルモンの分泌量をコントロールする重要な部分です。

結果的にはホルモンの分泌量が抑制されてしまうので、強いストレスがかかったり、たえずストレスにさらされ続けたりすることが、背の伸び方に影響を及ぼすのです。

親の愛情不足で、子どもの成長が止まってしまうこともある

成長期の子どもの場合、ホルモン分泌の乱れはほかにもさまざまな要因で引き起こされます。

たとえば、親の愛情が極端に不足することで成長ホルモンが分泌されにくくなり、一時的に成長が止まってしまう「愛情遮断症候群」という病気があります。

これは、近年問題になっている虐待《ぎゃくたい》やほかのなんらかの理由により、親から可愛がられずに育った子どもに見られるものです。

最近、子どもを軟禁するといった事件が続きました。軟禁された子どもたちは、発育が悪いといいます。これは、栄養不足、運動不足も原因と考えられますが、ストレスも大きな要因になっているのではないでしょうか。

理不尽なストレスは子どもの食欲にも影響するため、大切なホルモンが不足した結果、そのような環境で育った子どもは年齢よりも小柄なことが多いのです。子どもの心は、まさにガラス細工のように繊細にあつかわなければいけません。

このように、子どもの身長の伸びを促進する場合には、ストレスへのケアは非常に大切です。

とくに、子どもが十分に愛情を与えられる健全な家庭環境は、背を伸ばすための基本条件といえるでしょう。

付録

あなたのための「コーディネート術」

しっかり伸びて、しっかり見せる！

【基礎編】色と柄で見え方はこんなに違う スラリと見せるための黄金ルール

寒色系コーディネートで背が高く見える理由

目から入る情報は、色や柄、形でかなり左右されるものです。たとえば、同じ身長でも、ぽっちゃりふくよかな人よりは、ほっそりとした人のほうが背は高く見えます。つまり、背を高く見せるためには、全体を引き締めてくれる色を選ぶことが、第一のポイントです。

では、その引き締めカラーには、どんな色があるのでしょうか。

代表的なカラーは、いわずと知れた黒です。そのほか、黒よりも軽やかな印象のあるネイビー、シックな大人をイメージさせるブラウン、人気が定着したカーキなども、全体をキュッと引き締めてくれる効果的な色といえます。

一般には、緑や青、紫などの寒色系が引き締め色、黄やオレンジ、赤などの暖色系が膨張色。さらに、寒色系、暖色系を問わず、くすんだ色のほうが鮮やかな色よりも引き締め効果は高まります。

背を高く見せたい人は、洋服を選ぶとき、自分に合った寒色系の色をチョイスすると、全体がスラリと見えます。

また、どうしても暖色系の色を着たいときは、くすんだ色を選ぶようにするとよいでしょう。

同系色でまとめて、連続したラインを作る

とはいえ、全体を引き締めカラーの同じ色でまとめてしまうと、重たい印象になってしまいがち。たとえば、全身を黒でまとめてしまうと、ほっそりとは見えても重たい印象は否めません。さらに、同じ色でまとめてしまうと全身がぼやけてしまい、着こなしが間延びしてしまうので注意が必要です。

そこで覚えておきたいのが、色の組み合わせです。

一般に、ベージュとブラウン、ネイビーとブルー、ピンクとパープルなどの組み合わせが、ほっそり見えるとされています。

まず入門として、誰でも一番入りやすいのは、ブラウンのパンツにベージュのシャツといったように同系色でまとめる方法です。トップとボトムを同系色にして上下につながりを出すことで、縦のラインが強調され、背が高く見えます。

また、カーキのスカートにオレンジのカットソーといった具合に、濃い色のボトムと明るい色のトップを合わせるのもおすすめです。明るい色のほうに視線が引き寄せられて重心が高くなるので、背が高く見えるのです。

女性の場合は、濃い紫のニットにブラウンのスカートというように、濃い色のトップと中明度のボトムを合わせれば、明度の差が小さいため、縦のラインが分断されません。スカートと同色のストッキングをはくことで、ウエストから足元までが連続したラインとなり、下半身を長く見せることができます。

寒色系の同系色でまとめるのが、背を高く見せる効果大の色合わせ術。ただし、同じ色で全身まとめるのは、全体が重くなったり、ぼやけてしまったりするので避けましょう。

効果絶大！　目線を縦に動かす「ストライプ柄」

人間の目は柄によってもかなり左右されます。たとえば、同じ大きさの正方形でも、ストライプ柄が描かれていれば縦長に、逆にボーダー柄なら横長に見えます。

この目の錯覚を、服装選びに生かしましょう。

スッキリ見せてくれる効果が絶大なのは、なんといってもストライプです。目線が縦に動くので、背を高く見せる効果は抜群です。

シンプルなパンツにストライプのシャツを組み合わせるだけで、スラリとシャープなイメージが出てきます。

また、黒や濃紺地に白いドットの水玉柄も、全体をスッキリと見せてくれます。水玉柄は膨張しがちな柄ですが、ドット自体や地の色を濃い色にすれば大丈夫です。チェックも、縦に引き締めカラーが走るものを選べばＯＫ。モダンなイメージの幾何学模様も、メリハリのついた配色なら、想像以上にスッキリと着こなすことができます。

さらに、高い位置にポイントをつけるのも背を高く見せるコツです。ワンポイントで柄が入っているもののときは、できるだけ高い位置に柄があるものを選ぶようにしましょう。逆に裾にポイントがあるような重心の低い洋服は、背を低く見せます。

幅の細いストライプで〝見た目身長〟はさらに高くなる

背を高く見せるのに効果抜群のストライプですが、ストライプならどんなものでも背を高く見せてくれるかといえば、そうとも限りません。ストライプは幅によっては、それほど効果が見込めない場合もあります。

ストライプの幅は細いものを選びます。ストライプの幅があまり太いと、太って見えて、背を高く見せる効果はほとんど期待できません。

また、太って見えると思われがちなボーダーも、幅の細いものを選べば、幅の太いストライプ柄よりも、やせて背が高く見える場合もあります。さらに、引き締めカラーの分量が多いボーダーなら、着やせ効果もあります。引き締めカラーだけの配色なら、確実にスッキリ見えます。

スカートの柄などによく見られる斜めストライプも、色や柄がランダムなものなら、全体をスラリと見せてくれます。

最後はコーディネート。柄の中の一色を、組み合わせるアイテムにとり入れれば、上下につながりが出てくるので、背を高く見せることができます。

背を高く見せる効果のある柄や色をうまくコーディネートして、バランスのとれた〝見た目長身〟を目指しましょう。

背を高く見せる上下バランス、黄金律は「3：7」

上下のバランスも、背を高く見せる大切な要素です。

背を高く見せるテクニックの一つは、足を長く見せることです。パンツスタイルの場合は、トップが3、ボトムが7の割合がベストです。短めの上着やセーターで下半身を長く見せるのです。

ロングスカートは背を低く見せます。下半身に重たい印象を与えてしまうからです。

トップが短い分、下半身が長く見えるのは当然ですが、３：７の長身バランスを念頭に置いてください。ただし、上半身が短くなりすぎると、下半身が重たくなって、逆効果になってしまうので、あまり極端にしないことです。
上半身3、下半身7の黄金率を知っていれば、背は高く見えるのです。

【男性編】上半身を軽く見せるテクニックとタイトなシルエットが決め手

おすすめは、「タイト」で「ダーク」なジャケット

バブル経済全盛の頃、肩幅の広いジャケットやスーツがはやりました。今はダブルのスーツなど、誰も着ていません。じつはあれこそ、背を低く見せる服装だったわけです。

今は逆にタイトなジャケットやスーツがはやっていますが、これこそ、背を高く見せるコーディネートです。

ダークな色に、縦じまのジャケットを合わせる。胸元も広くせず、できるだけ狭く

して、そこに目を引くネクタイをするといったコーディネートです。できればジャケットのボタンも三つボタン以上にし、ストレートなシルエットのものを選びます。カジュアルな服装のときも、セーターなどは小さめのものを着ましょう。だぶついたものは、どうしても全体を小さく見せてしまいます。

今、シャツを外に出して着るのが主流ですが、上半身が長く見えるので、できるだけ、シャツは外に出さない服装を心がけましょう。

短めのヘアスタイルとアクセサリーで視線をアップ

小柄な男性はできるだけ、視線を上に上げさせ、上半身を軽く見せることです。髪形も重要な要素です。

短めのヘアスタイルにすることです。髪をカラーリングで明るめの色にするのもいいでしょう。髪を染めるのには抵抗がある人は、カジュアルな服装のときに帽子をかぶってみるのはどうでしょうか。

たとえば、アクセサリーを使って視線を上に上げることもできます。メガネもアクセントになります。個性的なメガネをかけることで、注意を顔に集中できます。

背が高く見えるかどうか、これはバランスです。全体のバランスからいえば、大きめの靴はあまりおすすめではありません。先のとがった靴などで、靴のボリューム感を抑えてみてもいいでしょう。黒など、目立たない色を選ぶことも重要です。

カバンなども小さめのものを選びましょう。

【女性編】スッキリした顔回りと三つのシルエットが基本

コーディネートの基本は〝三つのシルエット〟

どのブラウスにどのスカートを、どのパンツを合わせようか。多彩なコーディネートは、女性ならではの楽しみの一つです。そして、コーディネート一つで背を高く見せることが可能です。

全身が映る大きな鏡の前に立ってください。あなたの全身が描くシルエットのラインに、背が高く見えるコツが隠されています。

その一つがアルファベットのIの字のごとく、全身で縦に長い長方形を描くシルエットを演出することです。ブラウスやセーターはノースリーブのものを選びます。ノースリーブが苦手なら、ジャケットやシャツなど縦長のシルエットのものでもかまいません。

パンツは足首が隠れる長さのストレートがおすすめです。下半身の分量が重たく見えるロング丈のスカートは避けましょう。これで全身のシルエットはIラインを描きます。

次はXラインです。女らしい体のメリハリを生かしたスタイルです。薄手のニットや体のラインにそったシャツに、膝下からミドル丈のフレヤーかギャザースカートを合わせます。少し太めのベルトをアクセントに。きれいなXラインのシルエットになります。

Aラインも背を高く見せます。上半身をコンパクトにほっそり見えるように演出するのです。体の線につかず離れずのサイズのコンパクトなブラウスやセーターを選びます。スカートは、膝丈の張りのある素材のものを選べば、シルエットはAラインを描きます。

ハリウッドの妖精といわれた女優、オードリー・ヘップバーンが好んだスタイルが、このAラインです。胸の小さな彼女は、その上半身の細さを生かして美しいシルエットを描きました。

Iライン、Xライン、Aラインの三つが背を高く見せるシルエットなのです。もう、お気づきでしょう。スッキリとした鋭角的なシルエットが決め手です。したがって、デザインもフリルなど装飾のないシンプルなものにしてください。

ヘアスタイルとメイクで、軽やかな顔回りを演出

ヘアスタイルやシューズの選び方、ちょっとしたアクセサリーの使い方などにも、背を高く見せるテクニックがあります。

ヘアは明るめのブラウンにカラーリングするのがおすすめです。黒い髪の毛は、重い感じを与えてしまいます。軽やかさが大切です。背が高く見えるポイントは、軽や

かで、スッキリしていること。

前髪を眉までたらし、髪の毛が頬までかかるヘアスタイルは、「軽やか・スッキリ」とはいきません。思い切って顔をスッキリと出し、サイドは耳にかけたほうが素敵です。軽くパーマのかかったショートカットがおすすめです。トップにボリュームを出して軽やかに仕上げます。

ロングヘアが好みの場合は、ポニーテールにしたり、アップにしたりするのもいいでしょう。ただし、ボリューム感を出しすぎないようにします。大きく結い上げたヘアスタイルは、背を高く見せません。

メイクも軽やかな小顔メイクに仕上げます。自分の肌色よりは白いファンデーションは避けて、少し濃いめの健康的な色を選ぶこと。眉はくっきりと自然に仕上げると、顔が引き締まって見えます。

もっとスッキリ見せたいときの小物使い

軽やかな明るい顔を、さらにスッキリと見せるテクニックは、ネックラインにあります。

Vネックが一番のおすすめです。フリルのついたえりや、首のつまったものは避けたほうが無難です。Vネックの体の線に合った無地のセーターで、首に小さなスカーフを巻くのも素敵です。

ワイシャツなどえりのあるものは、第一ボタンをはずし、えりを立ててみます。ベルトをアクセントにしたパンツスタイルなど、Iラインを描き、背が高く見えること請け合いです。スリムな装いがキーポイントになります。

アクセサリーは一点豪華主義が効果的です。少し派手な目立つベルトだったら、もうそれだけで立派なアクセサリーになります。イヤリングもブローチもネックレスもと、いっぱいつけないことです。

太めの鎖のネックレスで、首から胸にかけてのVラインを強調するのもおしゃれ上手です。

この場合は、大きめなイヤリングは避けましょう。イヤリングやネックレスで重心を高くすることは、背を高く見せるファッションの基本ですが、ネックレスを派手な目立つものにしたらそれで十分。逆にイヤリングを大きな目立つものにしたら、ネックレスはつけないか、つけてもごく細い金かプラチナの鎖にしましょう。

おしゃれ用のシューズは、スッキリしたデザインのヒールを選びます。ただし、背を高く見せたいと、8センチ以上のハイヒールを日常的に履くのは禁物です。足の健康にもマイナスです。ヒールが細いタイプは、足を太く見せます。

重心を高く置いて、軽やかに装ったあなたは、スリムに、そして背も高く見えるはずです。

本書は、本文庫のために書き下ろされたものです。

ツボ刺激《しげき》＆ストレッチで、背《せ》はまだまだ伸《の》びる！

著者　福辻鋭記（ふくつじ・としき）
発行者　押鐘冨士雄
発行所　株式会社三笠書房
〒102-0072 東京都千代田区飯田橋3-3-1
電話　03-5226-5734（営業部）03-5226-5731（編集部）
http://www.mikasashobo.co.jp
印刷　誠宏印刷
製本　宮田製本

 ISBN978-4-8379-6331-8 C0177

王様文庫

王様文庫

男が「大切にしたい」と思う女性50のルール

潮凪洋介

その他大勢の女友達とたったひとりの彼女との差はどこにある？　男が「彼女しかいない！」と心に決めるのはいつ？　いつも「本命」になる女性の共通点とは？——人気サイト・オールアバウト「男と女の恋愛学」ガイドが、男が口に出して言わないホンネをすべて教えます。

「男」についての100の質問

松本一起

あなたの大切な人は、いまどんなことを考えている？——男の人の気持ちがつかめず、迷ったり、悩んだりしたときに、この本を開いてください。恋人、男友達、夫、同僚……あなたが知りたかったことも知りたくなかったことも、男性の「心理」と「本音」がすべて明らかになります！

「男心をつかむ」心理事典

櫻井秀勲

心を揺さぶるひと言、視線をくぎづけにするしぐさ、「ずっと一緒にいてほしい」と思う瞬間——あなたをいちばん魅力的に見せる、恋愛技術教えます。彼の心もからだも、あなたから離れられなくなる！　「女学の神様」がいま、女性に伝えたいこと！

大切な人の心を離さない「かわいい女」63のルール

里中李生

なぜか気になる、会いたくなる、ほうっておけない……男は、あなたのここを見ています！
＊女から最初の連絡をしないと、恋は発展しない!?　＊男の「食事の誘い方」で見る目を養おう！
＊女友達から恋人に昇格したいと思ったら……女性が知っておきたい「男の本音」がわかる本。

K40030